Saúde auditiva

Dados Internacionais de Catalogação na Publicação (CIP)
(Câmara Brasileira do Livro, SP, Brasil)

Saúde auditiva : avaliação de riscos e prevenção / Thais C. Morata e Fernanda Zucki (orgs.). – São Paulo: Plexus Editora, 2010.

Vários autores.
Bibliografia.
ISBN 978-85-85689-88-9

1. Audição - Avaliação 2. Audiologia 3. Audiometria 4. Fonoaudiologia I. Morata, Thais Catalani. II. Zucki, Fernanda.

09-13443	CDD-617.8 NLM-WV 270

Índices para catálogo sistemático:

1. Audiologia : Medicina 617.8
2. Audiologia : Medicina WV 270

Compre em lugar de fotocopiar.
Cada real que você dá por um livro recompensa seus autores
e os convida a produzir mais sobre o tema;
incentiva seus editores a encomendar, traduzir e publicar
outras obras sobre o assunto;
e paga aos livreiros por estocar e levar até você livros
para a sua informação e o seu entretenimento.
Cada real que você dá pela fotocópia não autorizada de um livro
financia o crime
e ajuda a matar a produção intelectual de seu país.

Thais C. Morata e Fernanda Zucki
(orgs.)

Saúde auditiva

Avaliação de riscos e prevenção

SAÚDE AUDITIVA
Copyright © 2010 by autores
Direitos desta edição reservados para Summus Editorial

Editora executiva: **Soraia Bini Cury**
Assistentes editoriais: **Andressa Bezerra e Bibiana Leme**
Capa: **Rawiski Comunicação**
Projeto gráfico e diagramação: **Casa de Ideias**
Impressão: **Sumago Gráfica Editorial**

Plexus Editora
Departamento editorial:
Rua Itapicuru, 613 – 7º andar
05006-000 – São Paulo – SP
Fone: (11) 3872-3322
Fax: (11) 3872-7476
http://www.plexus.com.br
e-mail: plexus@plexus.com.br

Atendimento ao consumidor:
Summus Editorial
Fone: (11) 3865-9890

Vendas por atacado:
Fone: (11) 3873-8638
Fax: (11) 3873-7085
e-mail: vendas@summus.com.br

Impresso no Brasil

| SUMÁRIO |

Apresentação, 9
Thais Catalani Morata

PARTE UM Ruído urbano em atividades de lazer e riscos auditivos, 13

UM Adolescência, música e ruído ambiental, 15
Angela Maria Fontana Zocoli
Thais Catalani Morata

PARTE DOIS Avaliação do risco de perdas auditivas em diferentes profissões/interações do ruído, 35

DOIS A perda auditiva induzida pela música (PAIM) e a busca da promoção da saúde auditiva, 37
Maria Helena Mendes Isleb
Lorayne Mychelle de Oliveira Santos
Thais Catalani Morata
Fernanda Zucki

TRÊS O ruído em atividades de educação física, 61
Fernanda Zucki
Adriana Bender Moreira de Lacerda

QUATRO Os riscos à saúde auditiva de pescadores, 77
Adriana Bender Moreira de Lacerda
Michele Cristina Paini
Fernanda Zucki
Sandie Poulin
Lilian Cassia Bornia Jacob Corteletti

CINCO A exposição ao ruído na prática da odontologia, 89
Cláudia Giglio de Oliveira Gonçalves
Ângela Ribas
Adriana Bender Moreira de Lacerda
Geyza Aparecida Gonçalves
Evelyn Albizu

SEIS O risco de perda auditiva decorrente da exposição ao ruído associada a agentes químicos, 99
Adriana Bender Moreira de Lacerda
Thais Catalani Morata

PARTE TRÊS Abordagens na prática da prevenção de perdas auditivas, 119

SETE Incorporando o conhecimento, as opiniões e as atitudes do trabalhador na promoção da saúde auditiva, 121
Luciana Bramatti
Ane Gleisi Vivan
Fernanda Zucki

OITO Estratégias para abordagem do zumbido em programas de prevenção de perda auditiva, 137
Luciara Giacobe Steinmetz
Fernanda Zucki
Thais Catalani Morata
Bianca Simone Zeigelboim
Adriana Bender Moreira de Lacerda

PARTE QUATRO Aspectos legais da prevenção de perda auditiva, 153

NOVE A regulamentação da exposição ao ruído no trabalho: perspectivas nacionais e internacionais, 155
Flávia Cardoso Oliva
Thais Catalani Morata
Adriana Bender Moreira de Lacerda
Cláudia Giglio de Oliveira Gonçalves

As autoras, 169

| APRESENTAÇÃO |

Thais Catalani Morata

Em 1999, fui convidada pela dra. Maria Cecilia Bevilacqua – então coordenadora do Programa de Mestrado em Distúrbios da Comunicação da Universidade Tuiuti do Paraná, criado em 1997 – a fazer parte do corpo docente da instituição e ser responsável pela criação da linha de pesquisa na área da saúde auditiva, ambiental e ocupacional.

O convite configurava um desafio. Em 1999, dez dos catorze anos de minha vida profissional haviam ocorrido fora do país. Percebi que necessitava de uma estratégia que mesclasse a informação e a experiência brasileiras trazidas por alunos que selecionavam a linha de saúde auditiva com o conhecimento que eu adquiri alhures. Na verdade, esse processo desenvolveu-se muito naturalmente, uma vez que procurei valorizar os temas das pesquisas trazidas pelos mestrandos em vez de impor minhas ideias. Os assuntos selecionados por eles ilustravam muito claramente as demandas do mercado de trabalho e as necessidades sentidas por esses profissionais. Complementei a informação do cenário nacional com a análise dos grandes temas de interesse dos mestrandos, com levantamentos realizados por outros autores sobre a produção acadêmica na área da saúde auditiva (Zucki e Morata, 2006), e busquei fazer a ponte entre: a) os fatores que promovem a intersecção de duas subáreas de saúde pública (ambiental e ocupacional) com a fonoaudiologia no Brasil; e b) os grandes temas da atualidade no mundo. O resultado dessa análise e dos primeiros cinco anos de trabalho na linha foi publicado no livro *Caminhos para a saúde auditiva: ambiental – ocupacional* (Morata e Zucki, 2005).

Completamos em 2009 uma década da linha de pesquisa e temos muitos sucessos a comemorar e dividir com o leitor neste livro, graças à dedicação extraordinária de alguns mestrandos brilhantes que tivemos a sorte de atrair para o programa, entre os quais se destaca minha perseverante, perspicaz e paciente coorganizadora, Fernanda Zucki. Sem ela, simplesmente, esses dois livros não existiriam.

No final desta década, observamos que a produção do conhecimento, na linha de pesquisa, consolidou-se em quatro grandes temas:
- Avaliação do risco de perdas auditivas em diferentes profissões ou das interações do ruído (40%).
- Abordagens na prática da prevenção auditiva (40%).
- Aspectos legislativos referentes a prevenção de perdas auditivas (10%).
- Ruído urbano em atividades de lazer e riscos auditivos (10%).

Esses temas guiaram a organização dos capítulos deste livro. Eles refletem o grau de amadurecimento da área no Brasil enquanto expressam as demandas dos profissionais em sua atuação. Os temas "Avaliação do risco de perdas auditivas em diferentes profissões ou das interações do ruído" e "Abordagens na prática da prevenção auditiva" predominam.

Em muitas áreas do saber, é comum o foco dos profissionais ser dirigido à observação e à descrição de seu objeto, como no caso dos trabalhos sobre a avaliação de risco de perda auditiva. A identificação da magnitude do problema e a compreensão de suas particularidades são etapas essenciais para o planejamento e a adoção de estratégias apropriadas.

Já a seleção do tema "Abordagens na prática da prevenção auditiva" indica o conhecimento do problema em populações específicas e expressa a necessidade de que estratégias de intervenção sejam estudadas. Internacionalmente, se reconhece a escassez de estudos sobre a efetividade de intervenções para promoção da saúde auditiva (Verbeek *et al.*, 2009).

A produção acadêmica nacional e internacional na área de saúde no trabalho revela que se trata de área consolidada, produtiva e vibrante. O mesmo ainda não ocorre em relação ao tema "Ruído urbano em atividades de lazer e riscos auditivos". Embora o ruído atinja mais pessoas nos grandes centros do que nos ambientes de trabalho, a população urbana ainda não se organizou para exigir mudanças. Entretanto, a literatura internacional revela que o número de publicações científicas que tratam do impacto de agentes ambientais na audição é alto, e tem crescido nas últimas décadas.

Os temas abordados neste livro refletem e atendem algumas necessidades — teóricas e práticas — sentidas por profissionais que se dedicam à preservação da boa audição. Alguns dos trabalhos aqui descritos e contextualizados foram pioneiros, e muitos deles resultaram em publicações internacionais. Vários deles mostram ao leitor, de forma inequívoca, que a atuação na área da saúde auditiva requer conhecimento multidisciplinar. Com esta obra, esperamos promover a multidisciplinaridade e parcerias entre entidades que compartilham esse objetivo e contribuir efetivamente para a promoção da saúde auditiva, além das portas da universidade.

Completada essa década de trabalho, comemoro-a com este livro, com o sentimento de missão cumprida; e vou navegar em outros mares, enfrentar novos desafios. A coordenação da linha de pesquisa foi transferida para as mãos competentes da dra. Cláudia Giglio de Oliveira Gonçalves, que conta com o apoio da doce e incansável dra. Adriana Bender Moreira Lacerda. O trabalho de qualidade de ambas já está refletido em vários capítulos deste livro. E esse é só o começo...

REFERÊNCIAS BIBLIOGRÁFICAS

MORATA, T. C.; ZUCKI, F. "Promoção da saúde auditiva frente a riscos ambientais: uma reflexão da atuação e da produção científica na área". In: MORATA, T. C.; ZUCKI, F. *Caminhos para a saúde auditiva – Ambiental e ocupacional*. São Paulo: Plexus Editora, 2005, p. 11-28.

VERBEEK, J. H. *et al.* "Interventions to prevent occupational noise induced hearing loss". *Cochrane Database of Systematic Reviews*, 2009, issue 3, art. CD006396. DOI: 10.1002/14651858.

ZUCKI, F.; MORATA, T. C. "Saúde auditiva: reflexões sobre a atuação fonoaudiológica e produção acadêmica na área". *Distúrbios da Comunicação*, v. 18, p. 411-6, 2006.

PARTE UM

Ruído urbano em atividades de lazer e riscos auditivos

| U M |

Adolescência, música e ruído ambiental

Angela Maria Fontana Zocoli
Thais Catalani Morata

INTRODUÇÃO

A adolescência é um estágio importante da vida, em que o indivíduo passa por mudanças biológicas, psicológicas e sociais. Durante essa fase, diminui a influência parental, visto que as próprias exigências e autonomia do adolescente aumentam. Eles procuram encontrar um estilo de vida que os identifique, mudam hábitos e comportamentos, que poderão ter consequências futuras em sua saúde (Olsen, 2004).

O conceito de adolescência e o de música alta estão normalmente associados. Escutar música em volume elevado é um hábito natural do jovem, que acredita que para apreciar uma boa música é necessário que ela seja reproduzida em níveis sonoros elevados (Samelli e Schochat, 2000; Olsen, 2004).

Assim, os adolescentes estão expostos com frequência a diferentes fontes de música, sobretudo a eletronicamente amplificada: em casa; no carro; com equipamentos ou aparelhos eletrônicos compactos e portáteis; em festas, discotecas, bailes, shows, academias de ginástica, cinemas, teatros e eventos esportivos; próximos a fogos de artifícios, ferramentas e máquinas barulhentas etc.

Técnicas modernas podem produzir picos sonoros de 130 dB a 140 dB em shows e discotecas, bem como nos estéreos do carro. Há, entretanto, riscos que as atividades de lazer associadas à cultura atual da juventude podem causar; entre eles, o prejuízo à audição. A intensidade do som nesses locais ultrapassa os limites considerados toleráveis para a audição – 85 dB(A) –, podendo assim acarretar danos à saúde, mais especificamente às células ciliadas externas da orelha interna (Russo, 1999; Jorge Junior et al., 2001).

O objetivo deste capítulo é examinar a relação dos adolescentes com a música e o ruído ambiental, bem como as possíveis implicações sobre a saúde auditiva da população. Serão descritos estudos que tentam identificar os hábitos auditivos e as atitudes dos adolescentes diante de elevados níveis de pressão sonora em diferentes países, incluindo o Brasil.

O ADOLESCENTE E A MÚSICA

Os jovens toleram níveis de ruídos elevados porque os ambientes sonoros são excitantes e conduzem a comportamentos cheios de animação. Pode-se dizer também que encorajam e estimulam a comunicação entre as pessoas (Clark, 1991; Barry e Salter, 2007).

Apesar do barulho extremo, alguns jovens apreciam esse tipo de ambiente sonoro ou, ao menos, não aparentam se incomodar. Existe concordância na opinião dos audiologistas que pesquisam a prevalência de prejuízos na audição e a presença de zumbido, comprovando que os danos aumentam na exposição sonora excessiva.

Os adolescentes, mais do que qualquer outro grupo de indivíduos, estão habituados com sons elevados, especialmente durante as atividades de lazer (Olsen, 2004).

Mesmo essa fase sendo caracterizada por todas as transformações já citadas, marcada por intensos processos conflituosos e persistentes esforços de autoafirmação, não significa que o adolescente seja impermeável a orientações objetivas de causa, ao efeito e profilaxia de tudo que diz respeito à integridade da sua saúde (Borja *et al.*, 2002).

Estudos realizados por diversos pesquisadores descrevem os efeitos do ruído durante o lazer entre adolescentes. Há consenso que o nível sonoro e o tempo de exposição poderão contribuir para possíveis danos da audição, e que a forma mais comum de perda auditiva neurossensorial é a induzida por ruído (PAIR), no trabalho ou no lazer, depois da presbiacusia (Jorge Júnior *et al.*, 1996).

As diferenças significativas a respeito das queixas auditivas — por exemplo, presença da fadiga auditiva e/ou do zumbido — foram observadas em adolescentes suecos que frequentavam shows e discotecas, bem como aqueles que fizeram uso frequente de aparelhos eletrônicos compactos e portáteis. Os autores concordam que experimentar o zumbido e a perda de audição provisória após atividades com música alta é particularmente comum entre jovens (Olsen-Widén e Erlandsson, 2004a; Clark,1991; Soares, 2000; Sadhra, 2002; Serra *et al.*, 2005; Biassoni *et al.*, 2005; Serra *et al.*, 2007; Bohlin e Erlandsson, 2007; Widén *et al.*, 2007).

A exposição precoce a níveis de pressão sonora excessivos pode levar ao aumento da suscetibilidade a perdas auditivas na vida adulta (Kujawa e Liberman, 2006).

As opções de lazer se transformam em hábitos adquiridos por influência de modismos e representações sociais, tornando-se uma agressão à saúde socialmente aceitável (Caldas *et al.*, 1997). Atualmente as novas atividades de lazer oferecem riscos e tendências ascendentes de doenças crônico-degenerativas, entre elas, a surdez.

Sabe-se que não há métodos de cura para lesões auditivas decorrentes de exposições danosas. Em vista disso, o "tratamento" é profilático, devendo o indivíduo se proteger de ruídos contínuos e de intensidade igual ou superior a 85 dB(A) (Hungria, 2000). A prevenção começa com a instrução e os programas de conservação auditiva que têm por alvo crianças e adultos jovens (Chung et al., 2005).

Em meio às várias competências do fonoaudiólogo estão: promover a saúde auditiva; identificar o nível de informação do paciente a respeito das perdas auditivas induzidas pelo ruído; conhecer o perfil audiológico da pessoa avaliada, bem como os fatores potenciais que interferem nesse perfil, podendo atuar de forma eficaz na prevenção de danos.

RUÍDO AMBIENTAL E DE LAZER

O ruído é a terceira maior causa de poluição no mundo, perdendo apenas para o ar e a água. A preocupação com o ruído ambiental é bastante antiga; atualmente é considerado um problema crescente na sociedade ocidental e exerce papel importante nas alterações da saúde auditiva em geral (Fiorini, 1997; Olsen, 2004).

As pessoas vivem imersas num mundo cheio de ruídos, que parecem "inseparáveis da vida cotidiana", tendo não só aumentado a prevalência e intensidade deles nas últimas décadas, mas também a variedade, transformando-se no incômodo mais comum da América (Villaseñor, 2006; Clark, 1991).

O ruído ambiental representa um risco importante para todas as idades. As investigações epidemiológicas suportam agora a ocorrência de um número crescente de perdas auditivas irreversíveis (Brookhouser et al., 1992; Zenner et al., 1999), entre outros prejuízos à saúde (Stansfeld et al., 2005).

No ambiente escolar, o ruído pode não apenas influenciar negativamente a saúde e incomodar ou distrair, como também interferir no rendimento das atividades de ensino (Celani *et al.*, 1994; Van Kempen *et al.*, 2009). As medições de ruído e vibrações permitem quantificar e analisar as condições acústicas ambientais incômodas (Gerges, 2000).

Os materiais de absorção servem para reduzir o tempo de reverberação e o grau do ruído de fundo. Os níveis sonoros dentro de uma sala de aula podem ser provenientes de fontes de ruído externo, e dependem da intensidade desse barulho, das propriedades de isolamento de som nas divisórias que cercam a sala e da absorção sonora dela. A má qualidade acústica interfere no desempenho do professor e na relação ensino-aprendizagem do aluno, pois o som da fala se mistura com o ruído de fundo e a reverberação (Gonçalves *et al.*, 2009; Van Kempen *et al.*, 2009).

A Organização Mundial da Saúde (OMS) afirma que 76% da população que vive nos grandes centros urbanos sofre impacto acústico muito superior ao recomendável; os cientistas e pesquisadores que estudam o assunto são unânimes ao declarar que o ruído danifica seriamente a capacidade auditiva e exerce influência negativa no organismo, acarretando graves transtornos fisiológicos e/ou até mesmo psicológicos (Villaseñor, 2006).

São muito complexas as possíveis reações ao ambiente ruidoso, pois dependem de diversos fatores e de como esse tipo de ambiente interfere nas atividades diárias das pessoas, considerando os prejuízos que essa exposição poderá causar (Von Gierke e Eldred, 1997).

O comportamento do indivíduo perante o ruído é um fator importante no estudo dos riscos à saúde. Existem diferenças sociais nos modos de prevenção, como o hábito de usar proteção auditiva em longo prazo, que pode causar diferenças significativas na saúde geral (Olsen, 2004).

HÁBITOS AUDITIVOS DE ADOLESCENTES

No Brasil, estudos realizados em diferentes regiões e em períodos distintos revelam que os jovens possuem hábitos auditivos muito semelhantes. Em pesquisa feita com adolescentes de Santa Catarina, os resultados mostraram que o ruído está incorporado ao dia a dia deles, sem que isso chegue a incomodá-los. Os jovens têm apreciado a música com intensidade cada vez mais elevada, sem demonstrar qualquer preocupação com as consequências desastrosas desse hábito (Zocoli, 2007; Zocoli et al., 2009).

O hábito auditivo mais comum relatado pelos adolescentes dessa pesquisa foi o uso de aparelhos eletrônicos compactos e portáteis, seguido do costume de ouvir música em casa e no carro. Frequentar academias de ginástica também era comum entre os indivíduos participantes do estudo. Já a frequência a discotecas, shows, festas típicas regionais, cinema e eventos esportivos foram mencionados como hábitos eventuais.

Em 2002, um estudo realizado na cidade de Sorocaba (SP) mostrou que o uso de aparelhos eletrônicos compactos e portáteis foi o costume mais descrito pela população entrevistada, seguido da frequência a bailes, shows ou discotecas. Estudo precedente na cidade de São Paulo, em 1996, já havia revelado o uso de eletrônicos portáteis como hábito auditivo mais comum entre os jovens, em intensidades muito altas (Wazen, 2002; Jorge Junior et al., 1996).

Os hábitos auditivos referentes a atividades musicais relatados por adolescentes argentinos são muito parecidos com os dos brasileiros. Diferem apenas na ordem de preferência: ouvir música em casa, tocar instrumento ou participar de um grupo musical, show ao vivo, discoteca e equipamentos de escuta pessoal (Biassoni et al., 2005).

Na Suécia, os hábitos e as atividades diferem de acordo com a idade dos adolescentes. Estudantes mais velhos frequentam mais shows e discotecas (podendo ser a razão de citarem mais problemas de audição). Esses resultados apontam para a importância possível da cultura contemporânea da juventude em participar de atividades ruidosas (Olsen-Widén e Erlandsson, 2004a).

SAÚDE AUDITIVA | 21

Uma retrospectiva sobre os hábitos auditivos dos jovens foi realizada em 1993, com estudos de Axelsson na Suécia e de Rice na Itália, que revelaram a tendência universal de a juventude aderir ao hábito de usar aparelhos eletrônicos compactos e portáteis (Jorge Junior, 1993). Tendência essa que se confirmou nos estudos de Wazen (2002); Olsen-Widén e Erlandsson (2004a e 2004b); Serra *et al.* (2005); Biassoni *et al.* (2005); Widén, Holmes e Erlandsson (2006); e Zocoli (2007).

SINTOMAS AUDITIVOS

A descrição dos sintomas auditivos abrange a experiência com zumbidos, dor nos ouvidos (sensibilidade ao ruído), perda auditiva e/ou zumbido temporário relacionado com diferentes atividades no tempo de lazer.

Existe sempre o problema de como medir sintomas – tais como o zumbido – por meio do autorrelato, porém, muitas vezes, essa é a única maneira de se obter essa informação. Esse fato força a necessidade de conduzir estudos epidemiológicos com adolescentes expostos a ruídos em atividades de lazer. Indivíduos com nível socioeconômico elevado tendem mais a usar protetor auditivo em shows e discotecas. Isso indica uma diferença social no comportamento preventivo (Olsen-Widén e Erlandsson, 2004a).

Dos adolescentes brasileiros pesquisados, 69% relataram a prevalência de zumbido temporário; apenas um indivíduo mencionou zumbido permanente. As principais causas citadas foram: depois de sair da discoteca (45%), depois de assistir a shows (27%) e depois de ouvir música com fones de ouvidos (11%). A sensibilidade ao ruído foi relatada por um terço dos participantes, seguida de dor nos ouvidos causada pelo ruído (Zocoli, 2007; Zocoli *et al.*, 2009).

Na Suécia, a experiência do zumbido é mais comum entre adolescentes mais velhos, o que pode ocorrer pelo fato de estarem expostos ao ruído por maior período de tempo. Além disso, os hábitos e as atividades diferem de acordo com a idade. A prevalência do zumbido nem sempre é causada pela exposição ao ruído; pode haver outras razões subjacentes, tais como o estresse psicológico (Olsen-Widén e Erlandsson, 2004b; Bohlin e Erlandsson, 2007).

Sintomas como o zumbido com duração acima de 24 horas e a sensibilidade ao ruído depois da exposição à música ou atividades relacionadas podem ser indicativos de deslocamento do ponto inicial da audição. O zumbido também pode ser causado por outras circunstâncias, como: exposição ototóxica, neurinoma acústico ou otosclerose (Widén et al., 2007).

O conhecimento sobre as causas do zumbido pode variar de acordo com o nível socioeconômico dos adolescentes, além de influenciar na maneira como eles percebem os riscos de saúde e agem sobre os sinais precoces de prejuízo auditivo (Olsen, 2004).

Em estudo americano, pesquisadores também observaram a baixa prioridade de preocupação com a perda de audição em comparação a outros problemas de saúde. Ironicamente, um alto índice de jovens (61% dos participantes) já experimentou perda de audição e zumbido em shows de rock (Chung et al., 2005).

No Brasil, em pesquisa realizada no Rio Grande do Sul, um significativo número de participantes relatou queixa de zumbido após a exposição à música eletronicamente amplificada, bem como sensação de plenitude auricular simultânea ao zumbido (Marcon, 1999).

Os indivíduos que relataram histórico de zumbido e sensibilidade ao ruído protegem a audição mais do que aqueles que nunca apresentaram tais sintomas. Também expressaram maior preocupação antes de frequentar atividades que incluam exposição a sons elevados. Existe uma grande probabilidade de que os indivíduos que experimentam o zumbido ou têm sensibilidade ao ruído se tornem mais atentos aos sons em geral e cientes da importância de proteger a audição (Olsen-Widén e Erlandsson, 2004b).

Em estudo realizado na Argentina, a diferença de idade foi significativa nas taxas de prevalência do zumbido e de sensibilidade ao ruído: os adolescentes mais velhos relataram apresentar tais sintomas durante um período maior que os mais jovens (Serra *et al.*, 2005).

ACHADOS AUDIOLÓGICOS

A realização da avaliação audiológica visa investigar os efeitos da exposição ao ruído ou à música em níveis sonoros elevados e detectar prováveis prejuízos oriundos dessa exposição.

A avaliação da função auditiva é realizada ocasionalmente. A possibilidade de repetir esse teste com o conhecimento de acústica e variáveis psicossociais por meio de uma pesquisa de propósito longitudinal, especialmente durante a adolescência – período em que as atividades de lazer são mais intensas –, fornece informações mais precisas sobre o comportamento auditivo e a relação com diferentes atividades realizadas (Biassoni *et al.*, 2005).

Somente a exposição a níveis sonoros elevados durante atividades de lazer pode não ser causa de perda auditiva. Porém, o mesmo nível sonoro pode decrescer a capacidade auditiva de jovens com idade entre 17 e 18 anos que tenham orelhas sensíveis. Isso explicaria a porcentagem significante de pessoas na Argentina (20 a 25 anos de idade) que já sofreram perda auditiva, sem histórico clínico-auditivo que justifique quando iniciadas as atividades profissionais. Essa perda pode ser atribuída à exposição a ruído não ocupacional (Biassoni *et al.*, 2005).

Pesquisas indicam que a exposição à música amplificada alta durante curtos períodos de tempo pode não causar dano permanente à audição. Entretanto, exposição frequente durante um período mais longo de tempo pode ter efeitos auditivos negativos. As fases iniciais de perda da audição são difíceis de medir, porque as células ciliadas da cóclea não podem ser medidas por meio de um audiograma (Widén *et al.*, 2007).

O fato de o "ruído" musical não ser constante por várias horas e haver intervalo entre as seleções musicais, dá ao sistema auditivo fadigado, a oportunidade de se recuperar. A maioria dos autores entende que os níveis de pressão sonora a que os jovens se expõem são "potencialmente" e não "necessariamente" danosos à audição, referindo-se à suscetibilidade individual (Jorge Junior *et al.*, 2001).

Nos periódicos, de uma maneira geral, são observados registros do entalhe ou gota acústica na frequência de 4.000 Hz, se estendendo às frequências de 3.000 e 6.000 Hz, como um traçado indicativo de perda auditiva induzida por ruído. O Comitê Nacional de Ruído e Conservação Auditiva em 1994 (Boletim 1) divulga que "a frequência de 6.000 Hz é uma das primeiras a serem acometidas no processo de instalação da perda auditiva provocada pelo ruído".

Foram realizados estudos na Argentina com o propósito de analisar os adolescentes que desenvolveram perda auditiva durante um período de quatro anos e a relação disso com as atividades de lazer. Os autores concluíram que entre o primeiro e o último ano do estudo houve uma tendência de piora na audição, de acordo com a idade no grupo dos meninos e não tanto no grupo das meninas, e mudanças significativas ocorreram especialmente nas frequências mais altas (Biassoni *et al.*, 2005).

Em estudo realizado com adolescentes catarinenses, apenas uma pequena parte do grupo realizou audiometria, e um único exame apresentou limiares entre 25 dB e 35 dB em todas as frequências testadas em ambas as orelhas, com curva timpanométrica tipo "C" (segundo critérios de Jerger, 1970) e ausência de respostas do reflexo estapediano. Dois adolescentes apresentaram rebaixamento nas frequências agudas: um deles em frequência isolada de 6.000 Hz (apenas na orelha direita); o outro em 6.000 Hz e 8.000 Hz na orelha direita, e em 8.000 Hz na orelha esquerda. Ambos, com idade de 17 e 15 anos, respectivamente, mencionaram o fato de ouvirem

MP3 *players* e iPod diariamente, durante várias horas. Mesmo sendo uma pequena amostra, foi constatada a presença do "entalhe audiométrico", que necessitaria ser reavaliado para confirmação de alteração temporária ou permanente do limiar (Zocoli, 2007; Zocoli *et al.*, 2009).

A presença de entalhe audiométrico em pelo menos uma orelha pode ser considerada um alerta, uma vez que pode indicar uma tendência ao desencadeamento da perda auditiva por ruído ao longo do tempo (Fiorini, 1994).

Em sua pesquisa, Jorge Junior (1993) encontrou grande número de jovens com lesão unilateral, o que o levou a crer que, além da suscetibilidade individual – na qual a carga genética protege ou não o órgão auditivo à exposição –, há a suscetibilidade local – quando apenas um ouvido é afetado. Cita como exemplo músicos de bandas ou orquestras, em que alguns desenvolvem perda de audição e outros não. Relata ainda que a maioria dos autores, mesmo julgando a música eletronicamente amplificada como lesiva em potencial, concorda que poucos são os indivíduos acometidos pela lesão.

Ainda existem muitas divergências entre pesquisadores quanto aos prejuízos que os indivíduos expostos a níveis elevados de pressão sonora em atividades de lazer podem adquirir. É necessária a realização de novos estudos comparativos ao longo do tempo, para que ocorra consenso quanto a esses prejuízos (Wazen e Russo, 2004).

ATITUDES DOS ADOLESCENTES DIANTE DE RUÍDO

Existem estudos que procuram explorar as atitudes dos adolescentes ante o ruído, em razão da diversidade de sons comuns ao ambiente em que vivem. Para realizar essa avaliação, têm-se utilizado escalas que estabelecem o tipo de atitude, positiva ou negativa, diante do ruído.

A dimensão da avaliação de uma atitude pode ser considerada contínua, não sendo necessariamente nem positiva nem negativa. Porém, as atitudes não podem ser observadas diretamente: necessitam ser transformadas para uma construção ou um modelo teórico, que o investigador possa trabalhar refletindo avaliações. Uma atitude pode ser separada em conhecimento, aspecto afetivo ou comportamental e repercutir a atitude total; além de ter determinada correlação, pois, mesmo sendo muito complexa, não pode ser considerada separadamente. A qualidade mais distinta das atitudes está na dimensão da sua avaliação (Olsen-Widén e Erlandsson, 2004b).

Existem diferenças significativas de atitudes entre jovens do sexo masculino e feminino, de acordo com estudo realizado entre adolescentes na Suécia, nos Estados Unidos e no Brasil. A pesquisa revelou também diferentes atitudes em relação ao ruído associado à cultura da juventude e à intenção de influenciar o ambiente sonoro. Quanto ao gênero (sexo), encontrou-se diferenças na habilidade de se concentrar em ambientes ruidosos, embora não houvesse nenhuma disparidade significativa nas atitudes perante ruídos diários. Dos efeitos avaliados, o mais forte relaciona-se às atitudes em que o ruído estava associado aos elementos da cultura da juventude, por exemplo, música em discotecas e shows (Widén, Holmes e Erlandsson, 2006; Zocoli, 2007; Zocoli *et al.*, 2009).

Nos Estados Unidos, os rapazes têm atitudes mais positivas perante o ruído; enquanto na Suécia, são as moças. Além disso, a amostra americana geral indicou atitudes mais positivas para o ruído em comparação com a amostra sueca. Os adolescentes brasileiros também demonstram atitudes muito positivas diante do ruído – contudo mais os meninos que as meninas (Zocoli, 2007; Zocoli *et al.*, 2009).

As razões entre as diferenças nas atitudes, de acordo com o sexo, são mais difíceis de explicar, porém a sensibilidade ao ruído é uma variável que pode afetar atitudes e comportamento em uma maneira preventiva de saúde (Olsen-Widén e Erlandsson, 2004a). Uma explanação possível para as diferenças de atitudes entre os estudos realizados nos países mencionados é que a informação e o conhecimento são fatores importantes na mudança de atitude e de comportamento de risco para saúde. A informação sobre os efeitos prejudiciais da música alta em shows, por exemplo, pode fazer os indivíduos se conscientizarem sobre os perigos para sua audição e as maneiras de evitar tais riscos (Zocoli, 2007; Zocoli et al., 2009).

A preocupação com o ruído pode estar associada provavelmente às atitudes dos indivíduos com experiência precedente a problemas temporários da audição (por exemplo, zumbido ocasional, deslocamento provisório do ponto inicial, sensibilidade do ruído) depois da exposição ao ruído (Widén, Holmes e Erlandsson 2006; Widén et al., 2007).

INTENÇÃO DE COMPORTAMENTO E USO DE PROTETOR AUDITIVO

Estudo realizado na Suécia em 2004 revelou que aproximadamente 30% dos adolescentes faziam uso da proteção auditiva em shows. Já em 2006, os pesquisadores encontraram uma porcentagem mais elevada de jovens suecos (61%) que relataram o uso da proteção auditiva nos shows. Também compararam com os Estados Unidos, em que apenas 3% da população jovem usava protetor (Olsen-Widén e Erlandsson, 2004b; Widén, Holmes e Erlandsson, 2006).

No Brasil, mais especificamente em Santa Catarina, quase que a totalidade de jovens não usa protetor auditivo (94%); muitos até desconhecem a existência dele. Outros inclusive consideram "absurdo" usar protetor auditivo, alegando que seria como assistir ao show com "os ouvidos tapados". Apenas os jovens que participam de atividades com arma de fogo utilizam esse tipo de proteção (Zocoli, 2007; Zocoli et al., 2009).

A reflexão sobre o assunto e a conscientização dos jovens sobre os malefícios oriundos da exposição a níveis sonoros elevados – bem como sobre as possibilidades do uso de proteção e facilidade de aquisição desses produtos hoje em dia – devem ser constantemente trabalhadas. Hábitos e comportamentos são adquiridos ou modificados por meio de campanhas educativas, conscientização e orientação. A atuação do fonoaudiólogo deve ser prioritariamente preventiva e iniciada já na infância, pois cada vez mais cedo as crianças estão expostas ao ruído ambiental e de lazer. É razoável concluir que a consciência da pessoa sobre o problema, os riscos à saúde e a maneira de se proteger é uma etapa importante em todas as formas de trabalho preventivo.

O progresso e a tecnologia trazem riscos e devemos pensar nas consequências para a saúde auditiva. Esses riscos, muitas vezes, são irreversíveis. Mas como atuar efetivamente nesse cenário? Por intermédio da educação de crianças, adolescentes e jovens sobre a importância da audição, dos prejuízos provenientes da perda auditiva e das inúmeras maneiras de proteção. A modificação do comportamento/ hábito auditivo de um indivíduo passa por um longo processo de instrução em diversos níveis da sociedade (Chung et al., 2005). Existe uma carência muito grande de informações sobre o uso de proteção auditiva, bem como da exposição aos ruídos de lazer (Zocoli, 2007; Zocoli et al., 2009).

CONSIDERAÇÕES FINAIS

Este capítulo procurou apresentar os hábitos auditivos mais comuns e as atitudes dos adolescentes diante de elevados níveis de pressão sonora em diferentes países, incluindo o Brasil.

Existe consenso entre os pesquisadores de que o hábito auditivo mais comum entre os jovens é o de ouvir música com aparelhos eletrônicos compactos e portáteis. Há divergência de opinião quanto ao posicionamento ante o ruído: em alguns países, as mulheres têm atitudes mais positivas; em outros, os homens é que têm.

Cabe ressaltar que em muitos locais pôde ser constatada a falta de conhecimento dos jovens sobre os prejuízos causados pela exposição a níveis sonoros elevados.

A experiência com zumbido temporário, em diversas situações, foi o sintoma auditivo mais citado. As situações de experiência com o zumbido foram depois de: sair de discotecas, assistir a shows e ouvir música com fones. Apenas na Suécia há registros de que os adolescentes fazem uso de protetor auditivo ao se exporem ao ruído.

Esses estudos reforçam a importância de mais trabalhos de conscientização, uma vez que, conhecendo os hábitos dos adolescentes e o comportamento diante da exposição a níveis elevados de pressão sonora, pode-se atuar de modo mais objetivo e direto na orientação e prevenção dos prejuízos decorrentes dessa exposição.

REFERÊNCIAS BIBLIOGRÁFICAS

BARRY, B.; SALTER, L. R. *Spaces speak, are you listening? Experiencing Aural Architecture*. Cambridge: MIT Press, 2007.

BIASSONI, E. C. *et al.* "Recreational noise exposure and its effects on the hearing of adolescents. Part II: Development of hearing disorders". *International Journal of Audiology*, v. 44, n. 74-85, 2005.

BOHLIN, M. C.; ERLANDSSON, S. I. "Risk behaviour and noise exposure among adolescents". *Noise and Health*, v. 9, n. 36, p. 55-63, 2007.

BORJA, A. L. V. *et al.* "O que os jovens adolescentes sabem sobre as perdas induzidas pelo excesso de ruído?". *Revista Ciências Médicas e Biológicas de Salvador*, v. 1, n. 1, p. 86-98, 2002.

BRASIL. Comitê Nacional de Ruído e Conservação Auditiva. *Boletim n. 1*, São Paulo, 1994.

BROOKHOUSER, P. E.; WORTHINGTON, D. W.; KELLY, W. J. "Noise-induced hearing loss in children". *Laryngoscope*, v. 102, p. 645-55, 1992.

CALDAS, N.; LESSA, F.; CALDAS NETO, S. "Lazer como risco à saúde – o ruído dos trios elétricos e a audição". *Revista Brasileira de Otorrinolaringologia*, v. 63, n. 3, p. 244-51, 1997.

CELANI, A. C.; BEVILACQUA, M. C.; ROBINSON, C. E. T. "Ruído em escolas". *Revista Pró-Fono de Atualização Científica*, v. 6, n. 2, 1994.

CHUNG, J. H. *et al.* "Evaluation of noise-induced hearing loss in young people using a web-based survey technique". *Pediatrics*, v. 4, p. 861-67, 2005.

CLARK, M. M. "Noise exposure from leisure activities: a review". *Journal of the Acoustic Society of America*, v. 90, n. 1, p. 175-81, 1991.

FIORINI, A. C. *Conservação auditiva: estudo sobre o monitoramento audiométrico em trabalhadores de uma indústria metalúrgica.* 1994. Dissertação (Mestrado em Distúrbios da Comunicação) – Faculdade de Fonoaudiologia, Pontifícia Universidade Católica de São Paulo, São Paulo.

_____. "Ruído: um problema de saúde pública". *Jornal Quebrando o Silêncio*, São Paulo, 1997, p. 3-4.

GERGES, S. N. Y. *Ruído: fundamentos e controle.* Florianópolis: NR, 2000.

GONÇALVES, V. S. B. *et al.* "Ruído ocupacional e a inteligibilidade em salas de aula". Disponível em: <http://www.higieneocupacional.com.br/download/ruido-valeria.pdf>. Acesso: em 23 jun. 2009.

HUNGRIA, H. *Otorrinolaringologia.* Rio de Janeiro: Guanabara Koogan, 2000, p. 448-51.

JERGER, J. *Archives of Otolaryngology – Head & Neck Surgery*, v. 92, n. 4, p. 311-24, 1970.

JORGE JUNIOR, J. J. *Avaliação dos limiares auditivos de jovens e sua relação com hábitos de exposição à música eletronicamente amplificada.* 1993. Tese (Doutorado em Medicina) – Setor de Otorrinolaringologia, Universidade de São Paulo, São Paulo.

JORGE JUNIOR, J. J. *et al.* "Hábitos e limiares auditivos de jovens em relação à música eletronicamente amplificada através de equipamentos com fones de ouvido". *Revista Brasileira de Otorrinolaringologia*, São Paulo, v. 62, n. 5, p. 424-43, 1996.

JORGE JUNIOR, J. J. et al. "Hábitos e limiares auditivos de jovens em relação à exposição à música eletronicamente amplificada em discotecas". Revista Brasileira de Otorrinolaringologia, São Paulo, v. 67, n. 3, p. 297-304, 2001.

KUJAWA, S. G.; LIBERMAN, M. C. "Acceleration of age-related hearing loss by early noise exposure: evidence of a misspent youth". Journal of Neuroscience, v. 26, n. 7, p. 2.115-23, 2006.

MARCON, S. I. Estudo da alteração temporária do limiar auditivo em jovens do sexo feminino da cidade de Farroupilha (RS). 1999. Dissertação (Mestrado em Distúrbios da Comunicação) – Universidade Tuiuti do Paraná, Curitiba.

OLSEN, S.E. Psychological aspects of adolescents' perceptions and habits in noisy environments. 2004. Tese (Doutorado) – Departamento de Psicologia, Göteborg University, Göteborg.

OLSEN-WIDÉN, S. E.; ERLANDSSON, S. I. "The influence of socio-economic status on adolescent attitude to social noise and hearing protection". Noise and Health, v. 7, n. 25, p. 59-70, 2004a.

_____. "Self-reported tinnitus and noise sensitivity among adolescents in Sweden". Noise and Health, v. 7, n. 25, p. 29-40, 2004b.

RUSSO, I. C. P. Acústica e psicoacústica aplicados à fonoaudiologia. São Paulo: Lovise, 1999.

SADHRA, S. et al. "Noise exposure and hearing loss among student employees working in university entertainment venues". Annals of Occupational Hygiene, v. 46, n. 5, p. 455-63, 2002.

SAMELLI, A. G.; SCHOCHAT, E. "Perda auditiva induzida por nível de pressão sonora elevado em um grupo de músicos profissionais de Rock-and-Roll". Acta Awho, v. 19, n. 3, p. 136-43, 2000.

SERRA, M. R. et al. "Recreational noise exposure and its effects on the hearing of adolescents. Part I: An interdisciplinary long-term study". International Journal of Audiology, v. 44, p. 65-73, 2005.

_____. "Program for the Conservation and Promotion of Hearing Among Adolescents (Supplement I)". American Journal of Audiology, v. 16, p. 158-64, 2007.

SOARES, E. A. *Alteração auditiva induzida pela exposição à música popular em áreas de lazer e equipamentos eletronicamente amplificados*. 2000. Dissertação (Mestrado em Medicina) – Faculdade de Ciências Médicas da Santa Casa de São Paulo, São Paulo.

STANSFELD, S. A. *et al.* "Aircraft and road traffic noise and children's cognition and health: a cross-national study". *Lancet*, 4-10; 365(9475), p. 1.942-9, 2005.

VAN KEMPEN, E. E. *et al.* "Children's annoyance reactions to aircraft and road traffic noise". *Journal of the Acoustical Society of America*, v. 125, n. 2, p. 895-904, 2009.

VILLASEÑOR, G. S. "La música: un factor de evolución social y humana:incidencias de la música en los procesos cerebrales". *REDcientífica*, n. 54, 30 mar. 2006. Disponível em: <http://www.redcientifica.com/doc/doc200209150300.html>. Acesso em: 30 mar. 2006.

VON GIERKE, H. E. V.; ELDRED, K. M. "Efeitos do ruído no homem". *Revista da Sociedade Brasileira de Acústica – SOBRAC*, Florianópolis, v. 19, p. 2-29, 1997.

WAZEN, S. R. G. *Estudo da audição e dos hábitos auditivos de jovens da região de Sorocaba (SP)*. 2002. Dissertação (Mestrado em Fonoaudiologia) – Pontifícia Universidade Católica de São Paulo, São Paulo.

WAZEN, S. R. G.; RUSSO, I. C. P. "Estudo da audição e dos hábitos auditivos de jovens do município de Sorocaba – São Paulo". *Revista Pró-Fono*, São Paulo, v. 16, n. 1, p. 83-94, 2004.

WIDÉN, S. E.; HOLMES, A. E.; ERLANDSSON, S. I. "Reported hearing protection use in young adults from Sweden and the USA: effects of attitude and gender". *International Journal of Audiology*, v. 45, n. 5, p. 273-80, 2006.

WIDÉN, S. E. *et al.* "Perceived hearing status and attitudes toward noise in young adults". *American Journal of Audiology*, v. 16, s182-9, 2007.

ZENNER, H. P. *et al.* "Hearing loss caused by environmental noise". *HNO*, v. 47, n. 4, p. 236-48, 1999.

ZOCOLI, A. M. F. *Hábitos e atitudes de jovens catarinenses frente ao ruído: avaliação com a versão em português do questionário YANS.* 2007. Dissertação (Mestrado em Distúrbios da Comunicação) – Universidade Tuiuti do Paraná, Curitiba.

ZOCOLI, A. M. F. et al. "Brazilian young adults and noise: attitudes, habits, and audiological characteristics". *International Journal of Audiology,* v. 48, n. 10, p. 692-9, 2009.

PARTE DOIS

Avaliação do risco de perdas auditivas em diferentes profissões/ interações do ruído

| DOIS |

A perda auditiva induzida pela música (PAIM) e a busca da promoção da saúde auditiva

Maria Helena Mendes Isleb
Lorayne Mychelle de Oliveira Santos
Thais Catalani Morata
Fernanda Zucki

INTRODUÇÃO

A música sempre representou um papel importante na vida do ser humano, expressando sua cultura e suas origens. Entretanto, a exposição sistemática a níveis elevados de pressão sonora, mesmo sendo música, pode causar prejuízo auditivo permanente na audição dos expostos (Namur *et al.*, 1999; Schmidt, Verschure e Brocaar, 1994; Morais, Benito e Almaraz, 2007; Emmerich, Rudel e Richter, 2008).

A associação da exposição ao ruído à perda auditiva ocupacional tem sido estudada há mais de um século, porém, somente a partir da década de 1960, pesquisadores mostraram preocupação com os efeitos da música à audição (Mcbride *et al.*, 1992; Palin, 1994).

Em geral, não pensamos na música como ruído, mas sim como um som agradável. Entretanto, quando tocada em intensidade forte, pode tornar-se uma ameaça potencial ao ouvido humano. Vários estudos têm demonstrado o potencial risco de perda auditiva induzida pela música entre músicos de bandas de rock, bandas militares, trios elétricos, orquestras sinfônicas, bandas de baile, em treinos instrumentais individuais e também entre outros profissionais expostos à música amplificada.

A perda auditiva induzida por ruído ou por música se caracteriza por um entalhe entre as frequências de 4.000 Hz a 6.000 Hz, de caráter irreversível, podendo progredir proporcionalmente, conforme as condições de exposição. A diferença entre ambas está no conceito, pois enquanto o ruído é definido como um som indesejado, a música é muitas vezes entendida como algo prazeroso (Santos *et al.*, 2007).

Este capítulo apresentará uma revisão dos estudos sobre a ocorrência de perda auditiva entre indivíduos expostos à música como parte de sua profissão, assim como as iniciativas atuais de prevenção dos efeitos auditivos ocasionados por essa exposição. Foram selecionados textos nacionais e internacionais relevantes sobre o assunto, publicados entre 1990 e 2009.

NÍVEIS DE PRESSÃO SONORA EM EXPOSIÇÃO À MÚSICA

Os instrumentos musicais e a tecnologia moderna são designados a executar fortes níveis de pressão sonora. No meio do século XIX, iniciou-se o uso de aço nas cordas dos instrumentos, resultando em um timbre mais áspero. As madeiras utilizadas na construção de modernos instrumentos de corda são mais duras que as dos instrumentos antigos. Elas produzem fortes níveis de intensidade e frequência. Os instrumentos modernos de metal têm ampla perfuração interior, maior que a de seus precursores, e os instrumentos de percussão usam modernos materiais que também contribuem para os altos níveis de pressão sonora (Kähäri *et al.*, 2001).

Além do cenário da música clássica não amplificada, também se pode considerar a amplificação sonora excessiva, utilizada em vários gêneros musicais, um risco potencial de prejuízo auditivo ao músico.

Na década de 1960, eram empregados, nos concertos de rock, amplificadores de 100 W, porém sua potência aumentou para 20.000 W e 30.000 W – assim como a dos alto-falantes, que pode atingir valores situados entre 100.000 W e 500.000 W (Russo *et al.*, 1995). Com o advento dos amplificadores de baixa distorção, engenheiros de som estão propensos a aumentar o volume sem a prévia preocupação com a distorção audível (Chasin, 2006).

A evolução da eletrônica e o consequente aumento da potência dos amplificadores acoplados aos instrumentos modernos levaram à elevação da intensidade da música e do risco de perda auditiva entre os músicos e outros profissionais expostos à música.

A exposição ocupacional à música em profissionais como garçons, *bartenders*, seguranças de shows ou discotecas, dentre outros, tem sido investigada, bem como entre os profissionais de educação física expostos à música em academias de ginástica (Axelsson e Clark, 1995; Meyer-Bisch, 1996; Lee, 1999; Kähäri *et al.*, 2003; Schmuziger *et al.*, 2006; Lacerda *et al.*, 2001; Pinto e Russo, 2001).

A avaliação do nível de pressão sonora de exposição à música é complexa, devido à grande variância, de acordo com o local da apresentação e música sendo tocada. Idealmente, a exposição deve ser medida por meio de dosímetro, para o alcance de uma avaliação média de exposição em tempo real em cada ambiente, durante os ensaios e apresentações, atentando também para a localização do microfone e a duração da medida (Santucci, 1990; O'Brien, Wilson e Bradley, 2008).

Faz-se necessário, ainda, realizar a descrição de todos os detalhes de medição (localização do microfone, descrição da atividade, duração da medida, fonte sonora, entre outros), a explanação dos cálculos usados para chegar à medição final, bem como a exposição medida por um longo período de tempo – acima de um ano –, pois a perda auditiva é resultado de longa exposição a altos níveis de ruído (Behar, Wong e Kunov, 2006).

Várias fontes de exposição à música têm sido estudadas na última década, desde trios elétricos, grupos carnavalescos, orquestras sinfônicas, bandas de rock, bandas instrumentais e entre profissionais expostos à música amplificada.

Os níveis de pressão sonora à música registrados em vários estudos foram apresentados na tabela 1. Observa-se, nesses estudos, que estilos musicais brasileiros, tocados principalmente no carnaval, atingem níveis de pressão sonora elevados, configurando situação de risco aos músicos expostos durante a vida profissional. Em estudos realizados com orquestras sinfônicas, autores apontam que os instrumentos de risco para a audição são, principalmente, os metais, as madeiras e a percussão (Namur et al., 1999; Kähäri et al., 2001; Russo et al., 1995; Laitinen et al., 2003; O'Brien, Wilson e Bradley, 2008).

Tabela 1 — Níveis de pressão sonora de diferentes fontes de exposição à música

Fonte de exposição à música	Referência	Nível de pressão sonora	Nome do grupo	Comentário
Trios elétricos	Russo et al., 1995	109,4 dB(A)	Trios elétricos de Fortaleza-CE	100% dos músicos apresentaram mudança temporária do limiar auditivo.
Frevo	Andrade et al., 2002	117 dB(A) (Frevo)	Blocos de frevo e maracatu de Olinda-PE	Nível de pressão sonora no grupo de maracatu superior ao grupo de frevo, devido a instrumentos de sopro metal.
Maracatu	Andrade et al., 2002	119 dB(A) (Maracatu)		
Orquestras sinfônicas	Royster et al., 1991	79 dB(A) a 99 dB(A)	Chicago Symphony Orchestra	Média de 89,9 dB(A).
	Mcbride et al., 1992	90 dB(A) a 110 dB(A)	Birmingham Symphony Orchestra	Sopro em madeiras e metais mais prejudiciais.
	Namur et al., 1999	81,4 dB(A) a 94,7 dB(A)	Orquestra Sinfônica Municipal de São Paulo	Pico de 115 dB(A) na percussão.
	Marchiori e Mello, 2001	93,9 dB NPS a 102,1 dB NPS	Orquestra Sinfônica da Universidade Estadual de Londrina	Para a maioria das pessoas, os valores excederam 85 dB(A).

Fonte de exposição à música	Referência	Nível de pressão sonora	Nome do grupo	Comentário
Orquestras sinfônicas	Laitinen et al., 2003	92 dB(A) a 95 dB(A)	Finish National Ópera, Suécia	Maior nível de exposição entre os percussionistas, flauta, *piccolo* e metais.
	Lee et al., 2005		Canadian Ópera Company (COC)	Não sofrem risco de exposição na COC.
	Morais et al., 2007		Orquestra Sinfônica de Castilla e León	Nps mais forte que permitido em lei.
	Macdonald et al., 2008	85 dB(A)	Canadian Ópera Company (COC) em novo prédio	Ligeira redução do NPS não oferecendo risco para os músicos.
	O'brien et al., 2008	Natureza do ruído muito complexa.	The Queensland Orchestra/ Australia	
Banda de rock	Pfeiffer et al., 2007	98,5 dB		Seis componentes no palco.
Bandas instrumentais	Antoniolli, 2000	97 dB(A) a 105 dB(A)	Banda da Polícia Militar de Santa Catarina	Prejudicial, segundo a Fundacentro.
	Mendes et al., 2002	90 dB(A) a 105 dB(A)	Banda Municipal de Blumenau	Picos de até 108 dB(A) nos sopros metal.
	Mendes et al., 2007	96,4 dB(A) a 106,9 dB(A)	Banda Municipal de Indaial	NPS maior nos metais.
	Gonçalves et al., 2008	90,1 dB(A) a 110,3 dB(A)	Banda Musical do Exército do Paraná	
Steelpan/ Tambores de aço	Juman et al., 2004	Acima de 100 dB(A)	Ilha de Trinidad, Índia	Presença de perda auditiva em 3,4 kHz e 6 kHz.

Fonte de exposição à música	Referência	Nível de pressão sonora	Nome do grupo	Comentário
Profissionais expostos à música amplificada	Gunderson et al., 1997	91,9 dB(A) a 99,8 dB(A)	Music clubs em Nova York	
	Lee, 1999	89 dB(A) Leq	Profissionais de discotecas, Singapura	13,5% com perda auditiva.
	Lacerda et al., 2001	73,9 dB(A) a 94,2 dB(A)	Professores em academia de ginástica	Elevado NPS em 66% das aulas.
	Sadhra et al., 2002	90 dB(A)	Discotecas em Birmingham	Picos de 124 dB(A).
	Bray et al., 2004	96 dB(A)	DJs	Picos acima de 108 dB(A).
	Santos et al., 2007	93,2 dB(A) a 109,7 dB(A)	DJs em Curitiba-PR	
	Twardella et al., 2008	4/20 discotecas permaneceram abaixo de 100 dB(A)	20 discotecas da Bavária/ Alemanha	
	Potier et al., 2009	98,7 dB(A)	DJs em três cidades da França (Montpellier, Toulouse e Paris)	

dB – decibel
Leq – nível de pressão sonora equivalente

NPS – nível de pressão sonora
kHz – quilo-hertz

Os músicos de orquestras sinfônicas têm um nível de exposição menor que aqueles expostos a trios elétricos, bandas de rock, grupos carnavalescos de frevo e maracatu; porém, deve-se considerar que a exposição ocorre durante toda a carreira, inclusive durante os ensaios individuais e em naipes.

Realizou-se levantamento de níveis de exposição sonora entre sete diferentes conjuntos musicais, bandas instrumentais, conjunto de percussão, banda de rock suave, tendo os resultados demonstrado que muitas exposições excederam os limites toleráveis (Early e Horstman, 1996).

Estudos com profissionais expostos à música, em casas noturnas (DJs, *bartenders*, garçons, entre outros), demonstraram níveis de pressão sonora entre 89 dB(A) e 109,7 dB(A) (Gunderson, Moline e Catalano, 1997; Lee, 1999; Bray, Szymanski e Mills, 2004; Santos *et al.*, 2007; Twardella *et al.*, 2008; Potier *et al.*, 2009).

No estudo feito em três academias de ginástica de Curitiba (PR), o nível de pressão sonora da música durante as aulas de ginástica foi mensurado, variando de 73,9 dB(A) a 94,2 dB(A) (Lacerda *et al.*, 2001).

No Brasil não consta nas normas da ABNT (Associação Brasileira de Normas Técnicas) nenhuma diretriz legislando sobre o controle do ruído em atividades de lazer, como apresentações carnavalescas dos blocos de frevo e maracatu (Andrade *et al.*, 2002). É necessário que se discrimine em normas de segurança, além do número de dias de trabalho por semana permitidos, o número de horas por dia e os níveis de pressão sonora emitidos durante cada apresentação (Andrade *et al.*, 2002).

Para o ambiente industrial, a Norma Regulamentadora 15 (NR 15), em seu primeiro anexo, estipula o máximo de 85 dB(A) para uma exposição de oito horas diárias ao ruído contínuo ou intermitente. Na tabela desse anexo, basta aumentar 5 dB(A), a partir do limite de 85 dB(A), para que o tempo máximo de exposição ocupacional recomendado caia pela metade, ou seja, quatro horas. De acordo com essa norma, quando o ruído for de 115 dB(A), o tempo de permanência permitido é de sete minutos; e, acima desse nível, é desaconselhada a exposição sem o uso de proteção auditiva.

Segundo Chasin (2006), existe uma relação entre intensidade e tempo de exposição: a cada 3 dB de aumento de intensidade, o tempo de exposição deveria ser reduzido à metade. Esse mesmo autor considera que fatores como ruídos competitivos ou música agradável podem modificar a sensação da intensidade da música, porém não modificam a periculosidade.

A falta de padronização legal para exposição sonora específica para músicos pode criar a falsa suposição de que esse tipo de ambiente de trabalho está livre de riscos auditivos, uma vez que todos os músicos seriam beneficiados por um padrão específico de proteção auditiva (Owens, 2004).

Austrália, Suíça, Itália, Áustria, Finlândia e Suécia são alguns dos países que têm recomendações específicas para os limites de exposição ocupacional quando se trata de atividades musicais ou ruído na indústria do entretenimento – tanto para os músicos, quanto para o público. Mesmo que algumas dessas normas sejam bastante semelhantes às recomendações gerais para exposição ao ruído ocupacional, elas sinalizam que os trabalhadores expostos à música em alta intensidade também podem estar em risco e devem tomar medidas de precaução para evitar os efeitos auditivos.

A Suécia é um dos poucos países que tem recomendações específicas e limites de segurança ocupacional no que diz respeito ao ruído no trabalho e atividades musicais, tanto para músicos quanto para ouvintes. Para músicos, a Administração Sueca de Saúde e Segurança Ocupacional tem regulamentado para cálculo de risco de perda auditiva, 85 dB LAeq/8h com 115 dB(A) e 140 dB(C) de pico como nível máximo. Para ouvintes, a recomendação da Diretoria Nacional da Suécia de Saúde e Bem-Estar Social é estabelecida em 100 dB LAeq, e o valor máximo durante uma apresentação musical é de 115 dB(A). Segundo os autores, esse alto valor em apresentações foi baseado na evidência de que a música não é tão prejudicial quanto o ruído industrial (Kähäri et al., 2003).

No Brasil, ainda não há legislação específica que trate do risco de perda auditiva entre os músicos.

EXPOSIÇÃO À MÚSICA E OS EFEITOS NA AUDIÇÃO

Diversos estudos têm demonstrado efeitos auditivos em músicos e outros profissionais expostos à música. Em geral, a perda auditiva pode ser precedida ou acompanhada de outras desordens auditivas, tais como: zumbido, hiperacusia, distorção ou diplacusia (Kähäri et al., 2003).

O zumbido é definido como uma sensação espontânea ou evocada de percepção de som ou toque, frequentemente combinado com tons puros, que ocorrem na ausência de uma fonte sonora externa, podendo ser uni ou bilateral, localizados nos ouvidos ou em qualquer parte da cabeça.

A hiperacusia é a hipersensibilidade à sensação de intensidade dos sons, incluindo um decréscimo do tom puro e um desconfortável nível de *loudness* (sensação de intensidade) de sons específicos, normalmente não experienciados como altos, desconfortáveis ou inoportunos.

Diplacusia trata-se de uma combinação patológica de frequências e *pitch* (sensação de frequência) que pode envolver dissonâncias ou uma súbita mudança de *pitch* quando ocorre uma variação de *loudness*.

A mudança temporária do limiar auditivo – MTL (em inglês, *temporary threshold shift* ou TTS) – que ocorre após exposição sonora intensa é outra desordem auditiva, de caráter reversível, porém se a exposição ocorrer periodicamente pode tornar-se irreversível e progressiva (Pfeiffer *et al.*, 2007).

O risco de efeitos auditivos decorrentes da exposição à música amplificada é real, tanto para o músico quanto para outros profissionais expostos à música e também para os espectadores, em virtude do aumento abusivo na potência dos amplificadores acoplados aos instrumentos musicais modernos. O zumbido e a sensação de ouvido tapado após a exposição podem ser os primeiros sinais da perda auditiva induzida pela música.

O resultado do levantamento de publicações sobre estilos musicais, profissionais expostos à música amplificada e os efeitos na audição está apresentado no quadro 1.

Quadro 1 – Exposição à música e seus efeitos na audição

Fonte de exposição	Efeitos na audição	Referência
Orquestra sinfônica	Perda auditiva	Royster et al., 1991
	Perda auditiva	Schmidt et al., 1994
	Perda auditiva, zumbido e intolerância a sons	Namur et al., 1999
	Perda auditiva	Kähäri et al., 2001
	Intolerância a sons, zumbido e perda auditiva	Marchiori e Mello, 2001
	Perda auditiva	Laitinen et al., 2003
	Audição boa acima da média	Fleischer e Muller, 2005
	Perda auditiva	Morais et al., 2007
	Perda auditiva	Emmerich et al., 2008
	Zumbido	MacDonald et al., 2008
	Zumbido, hiperacusia e distorção	Laitinen e Poulsen, 2008
	Zumbido, hiperacusia e diplacusia	Jansen et al., 2009
Rock e jazz	Perda auditiva	Samelli e Schochat, 2000
	Hipoacusia, zumbido, hiperacusia, diplacusia ou distorção	Kähäri et al., 2003
	Hipersensibilidade e zumbido	Schmuziger et al., 2006
	Zumbido e mudança temporária do limiar	Pfeiffer et al., 2007
	Mudança temporária do limiar	Schmuziger et al., 2007
	Perda auditiva	Maia e Russo, 2008
	Zumbido e hiperacusia	Lindhardt, 2008
Frequentadores de concertos de rock	Zumbido e outros distúrbios auditivos	Bogoch et al., 2005
Trios elétricos	MTL, plenitude auricular, zumbido, dor de cabeça e tontura	Russo et al., 1995

Fonte de exposição	Efeitos na audição	Referência
Frevo	Tontura, zumbido e perda auditiva	Andrade et al., 2002
Maracatu	Tontura, zumbido e perda auditiva	Andrade et al., 2002
Bandas instrumentais	Zumbido, desconforto a sons e perda auditiva	Antoniolli, 2000
	Perda auditiva, intolerância a sons e zumbido	Mendes et al., 2002
	Perda auditiva	Hoffman et al., 2006
	Incômodo a sons, zumbido	Mendes et al., 2007
	Hiperacusia, desconforto e zumbido	Gonçalves et al., 2007
	Zumbido, perda auditiva e tontura	Klagenberg et al., 2008
Steelpan	Perda auditiva	Juman et al., 2004
Profissionais expostos à música amplificada	Perda auditiva	Meyer-Bisch, 1996
	Zumbido e sensação de perda auditiva	Gunderson et al., 1997
	Perda auditiva	Miranda e Dias, 1998
	Perda auditiva e zumbido	Lee, 1999
	Zumbido, sensação de ouvido tapado	Lacerda et al., 2001
	Perda auditiva	Pinto e Russo, 2001
	Perda auditiva e MTL	Sadhra et al., 2002
	Perda auditiva	Sisnando, 2002
	Perda auditiva, MTL e zumbido	Bray et al., 2004
	MTL, perda auditiva	Santos et al., 2007
	Perda auditiva e zumbido	Potier et al., 2009

MTL - mudança temporária de limiar

INICIATIVAS PARA PREVENÇÃO DOS EFEITOS AUDITIVOS OCASIONADOS PELA EXPOSIÇÃO À MÚSICA

Estudos têm demonstrado distúrbios auditivos entre os músicos e, assim como no meio ocupacional, sugerem a necessidade de programas de prevenção de perdas auditivas.

No meio ocupacional são encontradas várias barreiras para implantação e continuidade nos programas. Entre os músicos, o assunto torna-se ainda mais delicado.

Os ambientes em que a música é tocada muitas vezes são inadequados, pequenos e/ou reverberantes. Além disso, a equalização entre músicas de intensidade forte e fraca não é uma estratégia viável para redução dos níveis de pressão sonora, pois é esteticamente desaconselhável (Namur, et al. 1999; Mendes, Koemler e Assêncio--Ferreira, 2002; Marchiori e Mello, 2001; Laitinen et al., 2003; Early e Horstman, 1996; Lee et al., 2005; Teie, 1998).

O resultado do levantamento sobre formas de conservação da audição entre profissionais expostos à música é observado no quadro 2.

Quadro 2 – Programas de prevenção de perdas auditivas para profissionais expostos à música

Programa de conservação auditiva para músicos	Referência	Comentários
Proteção auditiva de impressão individual, modificação acústica no ambiente, orientação ao músico, acompanhamento audiológico	Santucci, 1990	Impressão do protetor profunda para reduzir fenômeno de oclusão, orientação sobre riscos da exposição à música, conhecimento básico de anatomia e fisiologia da audição.
Educação e motivação do músico, melhora da qualidade acústica do local de ensaio	Namur et al., 1991	Fonoaudiólogo deve ser procurado antes.
Avaliação audiológica, levantamento da história médica e musical, uso de proteção auditiva e monitores individuais	Lowery, 1996	Ambientes em geral reverberantes devem passar a ter material absorvente nas paredes e teto, além de carpete pesado no piso.

Programa de conservação auditiva para músicos	Referência	Comentários
Tratamento acústico no local de ensaio e proteção auditiva adequada	Early e Horstman, 1996	Mantém a fidelidade de reprodução da música, sem comprometer a habilidade auditiva.
Uso de protetores auditivos apropriados, modificações ambientais e conscientização dos músicos	Chasin, 1999	Elevação dos alto-falantes e amplificadores.
Uso de protetor de atenuação plana Etymothic Research (ER-15, ER-20, ER--25, ER-9)	Briskey, 1999	Filtra o som de entrada, diminuindo a intensidade sem distorção.
Planejamento cuidadoso do repertório, uso do protetor auditivo adequado, educação dos músicos, controle audiológico, distanciamento entre músicos e outras fontes sonoras	Samelli e Schochat, 2000	Minuto de silêncio entre uma sinfonia e outra, sem afinação de instrumentos nos intervalos.
Educação e motivação do músico, melhora da qualidade acústica do local de ensaio	Marchiori e Mello, 2001	Possibilitar a detecção precoce da perda auditiva.
Monitoramento audiológico por meio de audiometria tonal, EOA e teste de reconhecimento de fala no ruído	Kähäri et al., 2001	Determinar suscetibilidade individual.
Acompanhamento audiológico	Andrade et al., 2002	Educação e motivação dos músicos.
Tratamento acústico da sala de ensaio e uso de protetores auditivos adequados	Mendes et al., 2002	Para não ultrapassar nível de pressão sonora especificado na NR 15.
Protetores de atenuação uniforme	Gerges, 2003	Reduz o ruído sem mudar a forma espectral do som original na frequência.
Protetor auditivo tipo plugue HiFi ER-20	Graciolli, 2003	Tamanho único, ajustável para o maior conforto.
Proteção auditiva adequada	Laitinen et al., 2003	Primordial a motivação do artista e pessoal técnico.
N-acetylcysteine (NAC) – substância antioxidante como suplemento alimentar	Kwitko, 2004	Proteção dos ouvidos para música em forte intensidade.
Barreiras Plexiglass, uso de plataformas	Lee et al., 2005	Realização de audiometria a cada dois anos, uso de EPI.

Programa de conservação auditiva para músicos	Referência	Comentários
Protetores auditivos (moldados ou não moldados) com atenuação uniforme, com mínimo efeito de oclusão e significante atenuação nas frequências altas	Chasin, 2006	Para os violinos, os metais (o mais intenso é o trompete) e as madeiras o protetor ideal é o ER-15. Para os instrumentos de percussão, o ER-25.
Testes audiológicos e resultados comparados a ISO 1999	Behar et al., 2006	Medição do ruído durante todo o tempo de exposição com dosímetro.
Uso de EPI, menor intensidade de ensaios e apresentações	Hoffman et al., 2006	Avaliação audiológica anual, incluindo otoemissões para prevenir PAIM.
Educação continuada sobre riscos para a audição e benefícios do persistente uso de proteção auditiva	Schmuziger et al., 2006	
Músicos protegendo sua audição e realizando checkup regular	Morais et al., 2007	Música clássica causa trauma acústico e deveria ser reconhecida como doença profissional.
Educação sobre proteção auditiva e proteção sonora na sala de ensaios	Emmerich et al., 2008	Mesmos cuidados de uma indústria ruidosa com saúde auditiva.
EPI de atenuação linear, realização de audiometria e EOAPD a cada dois anos	MacDonald et al., 2008	EOAPD são mais sensíveis para avaliar células ciliadas externas.
Protetores auditivos	Lindhardt, 2008	
Protetores auditivos, educação sobre conservação auditiva, dirigida aos músicos e administradores das orquestras	Laitinen et al., 2008	Músicos com desordens auditivas usam mais os protetores auditivos.
Protetores auditivos, regulamentos legais, limites em cada setor musical e características individuais dos músicos envolvidos	Zander et al., 2008	Os protetores são raramente usados por músicos.
Educação com ênfase nos riscos de exposição sonora intensa, desenvolvimento de zumbido e hiperacusia, uso de proteção	Jansen et al., 2009	

EOA – emissão otoacústica
EOAPD – emissão otoacústica por produto de distorção
EPI – equipamento de proteção individual
NR – norma regulamentadora
PAIM – perda auditiva induzida pela música

Um programa de prevenção de perda auditiva, quando bem administrado, pode reduzir drasticamente os riscos auditivos associados a altos níveis de exposição sonora, mantendo a qualidade de vida pessoal e profissional (Santucci, 1990).

No meio industrial, os programas de prevenção de perda auditiva enfrentam uma série de desafios, principalmente quanto à educação dos expostos. Os profissionais expostos à música têm as mesmas dificuldades, porém não recebem informações sobre alternativas preventivas. No momento não existe no Brasil nenhuma legislação que os proteja contra os altos níveis de pressão sonora nem de programas de conservação auditiva.

Ainda não está claro se as normas industriais são aplicáveis aos músicos, pelas seguintes razões (Kähäri et al., 2001):

- na música, as frequências dominantes são as baixas, menos prejudiciais; na indústria, são as altas;
- na indústria, o ruído é contínuo por quase todo o dia; a música é tocada por períodos mais curtos, com certos picos e pausas entre eles, quando o ouvido pode recuperar-se;
- os sons prazerosos seriam menos prejudiciais que aqueles indesejados.

A música e o ruído industrial são similares em alguns aspectos e distintos em outros. Ambos têm alcance similar de intensidade quando comparados, por exemplo, o nível espectral do ruído de fábrica e uma música de rock. Porém, a música é significantemente mais intermitente em natureza que o espectro do ruído industrial (Chasin, 1999).

A música tem períodos intensos seguidos de períodos calmos ou, em alguns casos, completo silêncio: muitas pesquisas apontam essa intermitência como razão pela qual a exposição à música pode ser menos perigosa que uma equivalente exposição ao ruído industrial (Chasin, 1999 e 2006).

A preferência auditiva é outra diferença entre música e ruído. Estudos realizados com exposição de indivíduos a intensidades semelhantes de música e ruído têm demonstrado maior mudança temporária de limiar (ou TTS) para o ruído que para a música. Foi registrado menor TTS em casos de som considerado agradável, explicado pela química das células ciliadas externas na orelha interna, que modificam a circulação da orelha interna, em casos que a música é considerada agradável ou desagradável. A redução do nível de oxigenação da orelha interna sugere mecanismo de perda temporária ou permanente do limiar auditivo (Chasin, 1999 e 2006).

Todos esses aspectos relativos à música podem limitar a nossa capacidade de predizer o seu risco sem estudos mais aprofundados (Chasin, 1999).

Não podemos esquecer da existência de estudos que indicam que a exposição profissional à música não se traduz necessariamente num risco auditivo (Hellstrom, Axelsson e Costa, 1998; Fleischer e Muller, 2005). Num amplo levantamento realizado durante dez anos, em que mais de 10 mil pessoas foram avaliadas, submeteram-se à análise 187 músicos de orquestra, sendo que 83,4% tinham boa audição, inclusive acima da média de normalidade; isso sugere que esse tipo de ambiente não é insalubre à audição (Fleischer e Muller, 2005).

Foram realizados dois trabalhos com a Canadian Opera Company (COC) em Toronto, Canadá. O primeiro estudo avaliou a periculosidade de a orquestra tocar em ambiente abaixo do palco em confinamento. Realizaram-se várias medições com dosímetros em dezoito sessões, incluindo ensaios e apresentações, e concluiu-se que os músicos não sofriam risco de perda auditiva. O segundo trabalho foi realizado quando a COC mudou de prédio, tocando também em ambiente confinado, com igual procedimento para medição em três apresentações de cinco diferentes óperas: houve ligeiro decréscimo do nível de exposição no novo prédio (Lee *et al.*, 2005; MacDonald *et al.*, 2008).

No entanto, deve-se levar em conta, que esse profissional poderá estar exposto à música durante toda a carreira profissional, sendo primordial que apresente audição dentro dos padrões de normalidade.

Qualquer perda auditiva é indesejável, pois, dependendo da severidade, pode dificultar a percepção de alguns tons e timbres, afetando o equilíbrio entre os instrumentos (Teie, 1998; Royster, Royster e Killion, 1991; Laitinen, 2005). A prevalência de desordens auditivas – tais como: perda auditiva, zumbido, sensação de plenitude auricular, tontura, irritabilidade a sons intensos – foi mencionada nas variadas modalidades de exposição à música, podendo indicar a presença de perda auditiva induzida pela música (PAIM).

A PAIM não tem cura; logo, há a necessidade de implementação de programas para prevenção de perdas auditivas entre os músicos. Como pudemos observar no quadro 2, entre as medidas sugeridas estão: a educação continuada sobre riscos para a audição, acompanhamento audiológico dos músicos por meio de audiometria tonal, emissões otoacústicas, tratamento acústico de salas de ensaio, uso de barreiras Plexiglass ou plataformas, uso de protetores auditivos especiais de atenuação uniforme, além do uso de substâncias antioxidantes.

A família dos protetores auditivos de atenuação uniforme recentemente lançados no mercado abranda toda a faixa de frequência de 100 Hz a 8 kHz sem mudar significativamente a forma espectral do som original na frequência. Esses protetores auditivos podem ter impressão individual ou tamanho padrão, com valores de atenuação de 9 dB(A) a 25 dB(A) (Briskey, 1999; Gerges, 2003; Chasin, 2006).

Assim como outros profissionais, os músicos precisam ser cuidadosamente treinados em relação à colocação, vedação e uso dos protetores auditivos. Quando um protetor auditivo é colocado corretamente, ele é capaz de oferecer a atenuação necessária ao usuário (Gabas, 2004). Entretanto, a existência desses protetores não significa que eles serão facilmente aceitos pelos músicos, pois alguns estudos indicam certa relutância por parte deles (Andrade *et al*., 2002; Juman, Karmody e Simeon, 2004; Graciolli, 2003; Laitinen, 2005; Curk e Cunningham, 2006; Mendes, Morata e Marques, 2007; MacDonald *et al*., 2008; Laitinen e Poulsen, 2008; Zander, Spahn e Richter, 2008).

CONSIDERAÇÕES FINAIS

A ocorrência de perda auditiva induzida pela música (PAIM), em vários estilos musicais e em ambientes com música eletronicamente amplificada, é evidente nos trabalhos apresentados, mas nem sempre os profissionais expostos à música estão informados e conscientes dos riscos oferecidos pela exposição à música em forte intensidade, bem como sobre alternativas preventivas.

A redução da exposição e a implantação de programas de prevenção são necessárias, pois a perda da audição é irreversível e pode afetar o desempenho do músico e de profissionais expostos à música. Qualquer grau de perda auditiva para o músico dificulta a percepção de alguns tons e timbres, afeta o equilíbrio entre os instrumentos e, por consequência, a atuação profissional. O cenário atual sugere a necessidade de um maior envolvimento de fonoaudiólogos na promoção da saúde auditiva de músicos e profissionais da área.

REFERÊNCIAS BIBLIOGRÁFICAS

ANDRADE, A. I. A. et al. "Avaliação auditiva em músicos de frevo e maracatu". *Revista Brasileira de Otorrinolaringologia*, São Paulo, v. 5, p. 714-20, 2002.

ANTONIOLLI, F. B. *Perfil audiométrico x banda de música – um estudo de caso*. 2000. Monografia. Centro de Especialização em Fonoaudiologia Clínica (CEFAC), Itajaí.

AXELSSON, A.; CLARK, W. "Hearing conservation programs for non-served occupations and populations". *Occupational Medicine*, Oxford University Press, Oxford, v. 10, p. 657-62, 1995.

BEHAR, A.; WONG, W.; KUNOV, H. R. "Risk of hearing loss in orchestra musicians". *Medical Problems of Performing Artists*, p. 164-7, dez. 2006.

BOGOCH, I. "Perceptions about hearing protection and noise-induced hearing loss of attendees of rock concerts". *Canadian Journal of Public Health*, v. 1, p. 69-72, 2005.

BRAY, A.; SZYMANSKI, M.; MILLS, R. "Noise induced hearing loss in dance music disc jockeys and an examination of sound levels in nightclubs". *Journal of Laryngology & Otology*, v. 118, p. 123-8, 2004.

BRISKEY, K. "Music and the ER-15 earplugs". *Hearing Review*, v. 6, n. 2, p. 37, 1999.

CHASIN, M. "Musicians and prevention of hearing loss". *Hearing Review*, 1999.

_____. "Hear the music". *Pan-American and International Copyright Conventions*. Toronto, 2006.

CURK, A. E.; CUNNINGHAM, D. R. "A profile of percurssionists behaviors and attitudes toward hearing conservation". *Medical Problems of Performing Artistics*, v. 21, n. 2, p. 59, 2006.

EARLY, K. L.; HORSTMAN, S. W. "Noise exposure to musicians during practice". *Applied Occupational Environment Hygiene*, v. 9, p. 1.149-53, 1996.

EMMERICH, E.; RUDEL, L.; RICHTER, F. "Is the audiologic status of professional musicians a reflexions of the noise exposure in classical orchestral music?" *European Archives of Oto-Rhino-Laringology*, v. 265, n. 7, p. 753-8, 2008.

FLEISCHER, G.; MULLER, R. "On the relation between exposure to sound and auditory performance". *Proceedings of the SAE Conference on Noise and Vibration*, p. 2.396-407, 2005.

GABAS, G. "Proteção auditiva - Enfrentando o problema". *Revista Proteção*, v. 152, p. 76-7, 2004.

GERGES, S. N. Y. "Protetores auditivos para músicos". *Revista CIPA*, n. 76, p. 282, 2003.

GONÇALVES, C. G. O. et al. "Avaliação dos níveis de pressão sonora nos ensaios da banda musical do exército do Paraná". *Anais do XXII Encontro da Sociedade Brasileira de Acústica*, Belo Horizonte, v. 1. p. 1-3, 2008.

GONÇALVES, M. S.; TOCHETTO, T. M.; GAMBINI, C. "Hiperacusia em músicos de banda militar". *Revista da Sociedade Brasileira de Fonoaudiologia*, São Paulo, v. 12, n. 4, 2007.

GRACIOLLI, L. S. *Desenvolvimento de uma estratégia para o uso correto de protetores auditivos em músicos.* 2003. Tese (Doutorado em Engenharia de Produção) – Universidade Federal de Santa Catarina, Florianópolis.

GUNDERSON, E.; MOLINE, J.; CATALANO, P. "Risks of developing noise-induced hearing loss in employees of urban music clubs". *American Journal of Industrial Medicine*, v. 31, p. 75-9, 1997.

HELLSTROM, P. A.; AXELSSON, A.; COSTA, O. "Temporary thresholdshift induced by music". *Scandinavian Audiology Supplementum*, v. 48, p. 87-94, 1998.

HOFFMANN, J. S.; CUNNINGHAM, D. R.; LORENZ, D. J. "Auditory thresholds and factors contributing to hearing loss in a large sample of percussionists". *Medical Problems of Performing Artists*, v. 21, n. 2, p. 47, 2006.

JANSEN, E. J. *et al.* "Noise induced learing loss and other hearing complaints among musicians of symphony orchestra". *International Archives of Occupational and Environmental Health*, v. 82, n. 2, p.153-64, 2009.

JUMAN, S.; KARMODY, C. S.; SIMEON, D. "Hearing loss in steelband musicians". *Otolaryngology-Head and Neck Surgery*, v. 131, n. 4, 2004.

KÄHÄRI, K. R. *et al.* "Hearing assessment of classical orchestral musicians". *Scandinavian Audiolology*, v. 30, n. 1, p.13-23, 2001.

_____. "Assessment of hearing and hearing disorders in rock/ jazz musicians". *International Journal of Audiology*, v. 42, p. 279-88, 2003.

KLAGEMBERG, K. *et al.* "Análise dos efeitos auditivos da exposição a níveis de pressão sonora elevados em integrantes da banda militar". *Anais do XVI Congresso Brasileiro de Fonoaudiologia*, Campos do Jordão, 2008.

KWITKO, A. "Proteção auditiva em pílulas". *Revista CIPA*, n. 72, p. 297, 2004.

LACERDA, A. B. M.; MORATA, T. C.; FIORINI, A. C. "Caracterização de níveis de pressão sonora em academias de ginástica e queixas apresentadas por seus professores". *Revista Brasileira de Otorrinolaringologia*, São Paulo, v. 67, n. 5, 2001.

LAITINEN, H. M. "Factors affecting the use of hearing protectors among classical music players". *Noise & Health*, v. 7, n. 26 p. 21-9, 2005.

LAITINEN, H. M. et al. "Sound exposure among the Finnish National Opera Personnel". *Applied Occupational Environment Hygiene*, v. 18, p.177-82, 2003.

LAITINEN, H.; POULSEN, T. "Questionnaire investigation of musicians use of hearing protectors, self reported hearing disorders, and experience of their working environment". *International Journal of Audiology*, v. 47, n. 4, p.160-8, 2008.

LEE, J. et al. "'Musicians' noise exposure in orchestra pit". *Applied Acoustics*, v. 66, p. 919-31, 2005.

LEE, L. T. "A study of the noise hazard to employees in local discotheques". *Singapore Medical Journal*, v. 40, p. 571-4, 1999.

LINDHARDT, B. O. "Hearing desorders in rock music". *Ugeskrift for Laeger*, v. 170, n. 51, p. 4.233-5, 2008.

LOWERY, D. "Preventative and protective measures". *Electronic Musician*, p. 75, 1996.

MACDONALD, E. N. et al. "Exposição sonora de músicos de ópera". *Canadian Acoustic*, v. 36, n. 4. p. 11-6, 2008.

MAIA, J. R. F.; RUSSO, I. C. P. "Estudo da audição de músicos de rock and roll". *Revista Pró-Fono*, v. 20, n. 1, p. 49-54, 2008.

MARCHIORI, L. L. M.; MELO, J. J. "Comparação das queixas auditivas com relação à exposição ao ruído em componentes de orquestra sinfônica". *Revista Pró-Fono*, v. 13, p. 9-12, 2001.

MCBRIDE, D. et al. "Noise and classical musician". *British Medical Journal*, v. 305, p. 1.561-3, 1992.

MENDES, M. H.; KOEMLER, L. A.; ASSENCIO-FERREIRA, V. J. "A prevalência de perda auditiva induzida pelo ruído em músicos de banda instrumental". *Revista CEFAC*, v. 4, p. 179-85, 2002.

MENDES, M. H.; MORATA, T. C.; MARQUES, J. M. "Aceitação de protetores auditivos pelos componentes de banda instrumental e vocal". *Revista Brasileira de Otorrinolaringologia*, São Paulo, v. 76, n. 3, p.785-92, 2007.

MEYER-BISCH, C. "Epidemiological evaluation of hearing damage related to strongly amplified music (personal cassette players, discotheques, rock concerts) – high-definition audiometric survey on 1364 subjects". *Audiology*, v. 35, p. 121-42, 1996.

MIRANDA, C. R.; DIAS, C. R. "Perda auditiva induzida pelo ruído em trabalhadores em bandas e em trios elétricos de Salvador, Bahia". *Revista Brasileira de Saúde Ocupacional*, São Paulo, v. 25, n. 93/4, p. 99--118, 1998.

MORAIS, D.; BENITO, J. I.; ALMARAZ, A. "Acoustic trauma in classical music player". *Acta Otorrinolangológica Española*, v. 58, n. 9, p. 401-7, 2007.

NAMUR, F. A .B. M. et al. "Avaliação auditiva em músicos da orquestra sinfônica municipal de São Paulo". *Revista Brasileira de Otorrinolaringologia*, São Paulo, v. 65, n. 5, p. 390-5, 1999.

O'BRIEN, I.; WILSON, W.; BRADLEV, A. "Nature of orchestral noise". *Journal of the Acoustical Society of America*, v. 124, n. 2, p. 936-9, 2008.

OWENS, D. C. T. "Sound pressure levels experienced by the high school band director". *Medical Problems of Performing Artists*, v. 19, n. 3, p. 109-15, 2004.

PALIN, S. L. "Does classical music damage the hearing of musicians? Review of the literature". *Occupational Medicine*, London, v. 44, p.130-6, 1994.

PFEIFFER, M. et al. "Intercorrências audiológicas em músicos após um show de rock". *Revista CEFAC*, v. 9, n. 3, 2007.

PINTO, P. M.; RUSSO, I. C. P. "Estudo dos efeitos da exposição à música excessivamente amplificada sobre a audição de professores de academia de ginástica". *Revista CEFAC*, v. 3, n. 1, p. 65-70, 2001.

POTIER, M. et al. "The risks of amplified music for disc-jockeys working in nightclubs". *Ear Hear*, fev. 2009.

ROYSTER, J. D.; ROYSTER, L. H.; KILLION, M. C. "Sound exposures and hearing thresholds of symphony orchestra musicians". *Journal of the Acoustical Society of America*, v. 89, p. 2.793--803, 1991.

RUSSO, I. C. P. et al. "Um estudo comparativo sobre os efeitos da exposição à música em músicos de trios elétricos". *Revista Brasileira de Otorrinolaringologia*, São Paulo, v. 61, p. 477-84, 1995.

SADHRA, S. et al. "Noise exposure and hearing loss among student employees working in university entertainment venues". *Annals of Occupational Hygiene*, v. 46, p. 455-63, 2002.

SAMELLI, A. G.; SCHOCHAT, E. "Perda auditiva induzida por nível de pressão sonora elevado em um grupo de músicos profissionais de rock-and-roll". *Acta AWHO*, v. 19, p.136-43, 2000.

SANTOS, L. M. O. et al. "Music exposure and audiological findings in Brazilian Disc Jockeys (DJ's)". *International Journal of Audiology*, v. 46, n. 5, p. 223, 2007.

SANTUCCI, M. "Musicians can protect their hearing". *Medical Problems of Performing Artists*, v. 5, p. 136-8, 1990.

SCHMIDT, J. M.; VERSCHURE, J.; BROCAAR, M. P. "Hearing loss in students at a conservatory". *Audiology*, v. 33, p. 185-94, 1994.

SCHMUZIGER, N.; PATSCHEKE, J.; PROBST, R. "Hearing in nonprofessional pop/rock musicians". *Ear Hear*, v. 27, n. 4, p. 321-30, 2006.

_____. "An assessment of threshold shift in nonprofessional pop/rock musicians using conventional and extend high-frequency". *Ear Hear*, v. 28, n. 5, p. 643-8, 2007.

SISNANDO, M. S. M. "Perfil auditivo em Disc Jockeys". *Revista Fono Atual*, v. 5, p. 10-3, 2002.

TEIE, P. U. "Noise-induced hearing loss and symphony orchestra musicians: risk factors, effects and managements". *Maryland Medical Journal*, Maryland, v. 47, p. 13-8, 1998.

TWARDELLA, D. et al. "High sound pressure levels in Bavarian discotheques remain after introduction of voluntary agreements". *Noise & Health*, v. 10, n. 41, p. 99-104, 2008.

ZANDER, M. F., SPAHN, C.; RICHTER, B. "Employment and acceptance of the hearing protectors in classical symphony and opera orchestra". *Noise & Health*, v. 10, n. 38, p. 1.426, 2008.

| TRÊS |

O ruído em atividades de educação física

Fernanda Zucki
Adriana Bender Moreira de Lacerda

INTRODUÇÃO

O avanço tecnológico e o ruído já não podem ser dissociados. Seja em atividades ocupacionais ou de lazer, crianças, jovens e adultos se veem cercados por esse agente físico que, de acordo com sua intensidade e duração, inúmeros danos podem causar à saúde e ao aparelho auditivo humano (Ferreira Junior, 1998).

A exposição das populações ao ruído ambiental e a qualidade do ambiente exterior, em que as pessoas circulam e permanecem, têm demandado uma crescente atenção por parte da comunidade internacional (Coelho, Valadas e Guedes, 1996).

Os elevados níveis de pressão sonora encontram-se, a cada dia, mais intimamente relacionados às atividades de lazer no Brasil. Seja pela música amplificada em discotecas, shows musicais, trios elétricos, seja em esportes motorizados ou de tiro, o ruído tem sido um nocivo parceiro do lazer (Costa, Morata e Kitamura, 2003).

Os efeitos do ruído na indústria podem ser controlados na fonte ou à medida que se disponibilizam aos trabalhadores mecanismos de proteção auditiva individual. Entretanto, não se observa, até o momento, um futuro semelhante na área das atividades de lazer, sendo ainda escassas as obras que relacionem a prática de atividade física aos elevados níveis de pressão sonora (Axelsson, 1991).

Os atuais níveis do ruído ocupacional, urbano e das atividades de lazer (academias de ginástica, de tiro, brinquedos, discotecas, fliperamas) indicam a necessidade da criação de programas de educação ambiental que visem à prevenção dos diversos danos ocasionados pelo ruído em nosso país. Estes programas se consolidariam com base nas ações conjuntas de órgãos públicos, sindicatos, organizações não governamentais e população em geral (Fiorini, 1997).

Um exemplo dos níveis de ruído ambiental e do impacto negativo sobre a população pode ser evidenciado pelos dados coletados em 1998 pela Secretaria do Meio Ambiente da cidade do Rio de Janeiro, que apontaram a poluição sonora como a líder em reclamações, superando as queixas referentes a poluição atmosférica, hídrica, entre outras. Só as reclamações acerca do ruído das academias de ginástica, na referida secretaria, aumentaram 150% (Lacerda, 1999).

No centro da relação estabelecida entre o ruído e as atividades físicas ou de lazer está o profissional de educação física, que apresenta, como essência de sua atividade, a busca pela promoção e preservação da saúde, bem como a conquista de uma efetiva qualidade de vida.

Poucos são os estudos que relacionam, de maneira ampla, o profissional de educação física aos efeitos deletérios do ruído. As pesquisas que se propõem a abordar tal temática, em sua maioria, estão voltadas para a determinação dos níveis de pressão sonora de academias e dos limiares auditivos de professores de ginástica, aeróbica ou dança, não contemplando inúmeras outras atividades desenvolvidas pelo profissional de educação física, nas quais o ruído está inserido.

Nesse sentido, será contemplada, neste capítulo, a relação das atividades de educação física e a exposição a diversos tipos de ruído, bem como suas implicações à saúde.

RUÍDO

Inúmeros são os autores que apresentam definições acerca do ruído e variados são os enfoques dados por cada um deles a respeito desse tema.

O ruído pode ser entendido como um fenômeno acústico, cujo som apresenta aspectos dissonantes, discordantes ou anárquicos (Chawdwick, 1973). Entretanto, neste capítulo, quando nos referirmos a ruído, estaremos usando a definição que o identifica como som indesejável, desagradável e/ou prejudicial às atividades humanas, bem como à saúde.

A subjetividade do ruído pode ser exemplificada com a utilização do conceito de música. Enquanto para um jovem a música de uma banda de rock é sinônimo de prazer, para outro, o mesmo som pode ser considerado um ruído (Samelli e Schochat, 2000; Vansin e Ferreira, 2002).

A utilização da música em atividades de educação física (como musculação, aula de aeróbica entre outras) é uma prática comum. Alunos e profissionais consideram que a música, além de tornar a atividade mais agradável, estimula a execução, aumentando o rendimento. Entretanto, a música não é a única fonte geradora de níveis de pressão sonora excessivos nas atividades físicas. O próprio som gerado pelos praticantes, o ruído urbano, a ressonância produzida pela falta de tratamento acústico dos ambientes em que se realizam as atividades são alguns exemplos das circunstâncias que promovem a direta ligação entre ruído e educação física. Esses ruídos podem acarretar prejuízos tanto à saúde vocal (comunicação e voz) quanto à saúde auditiva daqueles que estão expostos, especialmente os profissionais dessa área.

EFEITOS DO RUÍDO NO HOMEM

Sabemos que o ruído é capaz de comprometer a saúde do homem, não só na área auditiva. A intensidade, a duração e o padrão de apresentação do som (contínuo, intermitente ou de impacto), a suscetibilidade individual, a associação a produtos químicos, o uso de medicação ototóxica e vibração são alguns fatores que determinam a periculosidade dos efeitos do ruído para o homem (Ward, 1995; Morata, Dunn e Sieber, 1997; Berglund e Lindval, 1995; Morata, 2002).

Os efeitos auditivos ligados à exposição ao ruído se apresentam sob forma temporária ou permanente, sendo classificados como:
- mudança temporária do limiar auditivo (MTL);
- trauma acústico;
- perda auditiva induzida por ruído (PAIR); e
- zumbido.

A MTL consiste, basicamente, na diminuição do limiar auditivo após a exposição a elevados níveis de pressão sonora por algumas horas, geralmente acompanhada de zumbido. A recuperação pode ocorrer em poucos minutos, ou permanecer por várias horas, depois de cessada a exposição (Fiorini, 1997; Santos e Morata, 1994).

Já o trauma acústico seria um dano auditivo, resultado de uma exposição única e rápida em níveis de pressão sonora significativamente intensos que, além de causar zumbido, podem afetar as estruturas fisiológicas da orelha interna (Melnick, 1989). Esse trauma apresenta como configuração audiométrica uma perda auditiva súbita, neurossensorial, uni ou bilateral, com queda acentuada nas frequências de 3 kHz, 4 kHz e/ou 6 kHz. Essa perda pode ser reversível ou não, sendo a mudança de limiar proporcional à intensidade do som e à frequência da estimulação, e os sons agudos mais traumatizantes que os graves (Sataloff e Sataloff, 1997; Portmann e Portmann, 1993).

A PAIR é um dano predominantemente coclear, configura-se por uma perda neurossensorial, geralmente bilateral; uma vez instalada, é irreversível, podendo o portador apresentar intolerância a sons intensos e zumbidos, além de ter a inteligibilidade da fala comprometida e prejuízo no processo de comunicação (Comitê Nacional de Ruído e Conservação Auditiva, 1994).

Em contrapartida, existem os efeitos de origem não auditiva, que podem ser caracterizados por: alterações do aparelho circulatório, digestivo ou muscular; no metabolismo, sistema nervoso, sono; distúrbios do equilíbrio, dores de cabeça, problemas psicológicos, mudanças de humor, ansiedade, irritação, queda do rendimento no trabalho e estudo, entre outros (Nudelmann *et al.*, 1997; Seligman, 1997; Russo, 1999).

Relacionar esses sintomas como possíveis efeitos do ruído não é uma tarefa fácil, já que sua quantificação é extremamente complexa, por existirem inúmeros fatores capazes de causar tais distúrbios (Zober, 1984; Hausler, 2004).

A essa gama de efeitos ou sintomas abordados até o momento, decorrentes da exposição ao ruído, devem ser acrescentados e destacados os problemas vocais, que surgem em consequência de uma competição desleal entre esse agente físico e a voz. A maioria dos profissionais de educação física tem na voz um dos principais instrumentos do processo de ensino-aprendizagem, sofrendo com isso consequências que podem ir desde uma fadiga vocal momentânea até um quadro de disfonia.

MÚSICA E RUÍDO EM ATIVIDADES DE EDUCAÇÃO FÍSICA

As academias de ginásticas, além de serem um dos segmentos que mais empregam profissionais e estudantes de educação física, é uma das vertentes mais pesquisadas em relação às atividades físicas e de lazer, em virtude dos elevados níveis de pressão sonora existentes (Zucki *et al.*, 2006).

É sabido que esses elevados níveis de pressão sonora gerados por determinadas atividades de lazer ou de condicionamento físico podem causar danos ao homem (Lacerda, Fiorini e Morata, 2001). Contudo, a legislação trabalhista vigente no Brasil não respalda profissionais que atuem em academias, bares, casas noturnas, escolas, entre outros, abrangendo exclusivamente a indústria e, por consequência, seus trabalhadores.

Na tentativa de controlar os níveis de ruído ambiental, a Associação Brasileira de Normas Técnicas (ABNT) criou a Norma Brasileira de Registro (NBR) 10.152, identificando os níveis de ruído compatíveis com o conforto acústico em ambientes diversos, como mostra a tabela 1.

Existem evidências, entretanto, de um real desconhecimento e descumprimento das referidas recomendações. Os itens *escola* e *locais para esporte* são exemplos dessa discrepância entre os valores recomendados e os reais, conforme apresentaremos nos achados das pesquisas a seguir.

A verificação do nível de pressão sonora em academias de ginástica apontou para índices que variaram de 82 dB(A) a 102 dB(A) na pes-

Tabela 1 – Níveis de ruído compatíveis com o conforto acústico

Locais	dB(A)	NC
Escolas Bibliotecas, salas de música, salas de desenho Salas de aula, laboratórios Circulação	35 - 45 40 - 50 45 - 55	30 - 40 35 - 45 40 - 50
Auditórios Salas de concertos, teatros Salas de conferência, cinemas e de uso múltiplo	30 - 40 35 - 45	25 - 30 30 - 35
Igrejas e templos (cultos meditativos)	40 - 50	35 - 45
Locais para esporte Pavilhões fechados para espetáculos e atividades esportivas	45 - 60	40 - 55

Fonte: Associação Brasileira de Normas Técnicas – ABNT, NBR 10.152.
Notas: a) O valor inferior da faixa representa o nível sonoro para conforto, enquanto o valor superior significa o nível sonoro aceitável para a finalidade.
b) Níveis superiores aos estabelecidos nessa tabela são considerados de desconforto, sem necessariamente implicar risco de dano à saúde.
c) NC = níveis corrigidos por fatores ambientais.

quisa de Fusco e Marcondes (1989); 90 dB(A) a 105 dB(A) no estudo de Deus *et al.* (1997); 73,9 dB(A) a 94,2 dB(A) na pesquisa de Lacerda (1999); 58 dB(A) a 75,5 dB(A) na verificação de Marcon e Zannin (2004); e 74,4 dB(A) a 101,6 dB(A) na pesquisa de Palma *et al.* (2009).

Essas pesquisas demonstram não só a falta de conformidade das academias com as recomendações vigentes, como os sérios riscos que frequentadores e especialmente seus profissionais estão expostos. Os níveis de ruído encontrados assemelham-se a níveis verificados em ambientes industriais. Para esses ambientes, a NR 15 do Ministério do Trabalho e Emprego estabelece em 85 dB(A) o limite de tolerância de exposição diária ao ruído ocupacional, para uma jornada de trabalho de 8 horas, sendo obrigatório o uso de equipamento de proteção individual (no caso, o protetor auricular) em ambientes que ultrapassem esse valor.

Percebe-se assim, o eminente risco que deparam os profissionais de educação física no exercício de sua atividade laboral diariamente. Efeitos auditivos e não auditivos causados pelo ruído, alterações vocais originárias das condições inadequadas de ambiente de trabalho, excesso de alunos por turma, competição com ruído de fundo, problemas de pele como queimaduras, infecções, alergias – e, num estágio de maior comprometimento, o câncer de pele – são alguns dos fatores considerados de risco para a saúde e para a qualidade de vida desse profissional (Eiland *et al.*, 1996; Adams, 2002; Bender, 2003).

No campo auditivo, as alterações encontradas vão desde mudança temporária do limiar auditivo, perda auditiva neurossensorial para frequências agudas, ausência de reflexo acústico contralateral em 4 kHz, zumbido, redução da amplitude das emissões otoacústicas – produto de distorção nas frequências agudas – até dor de cabeça, irritabilidade e estresse (Fusco e Marcondes, 1989; Deus *et al.*, 1997; Lacerda, 1999; Pinto, 2001).

Inúmeros pesquisadores têm apontado a urgência de se intensificar os estudos e ações voltados para professores, ações essas de caráter preventivo e de promoção da saúde vocal, tendo por objetivo a melhoria das condições de trabalho e do ambiente no qual ocorre a docência (Silverio *et al.*, 2008).

Os professores de educação física apresentam risco maior de desenvolver problemas vocais, se comparados às demais classes de professores, independente de gênero, idade, carga horária diária de trabalho ou anos de profissão. Essas alterações têm se manifestado na forma de rouquidão, falta de potência vocal, *pitch* grave, *loudness* e velocidade de fala aumentada, entre outras (Côrtes, 2006; Oliveira, 2006; Zucki *et al.*, 2006).

O que parece ser consenso entre os profissionais é a piora na qualidade vocal ao longo dos anos e a necessidade de receberem informações sobre exercícios respiratórios e estratégias específicas de higiene vocal que auxiliem na prevenção desses problemas (Smith *et al.*, 1998; Russell *et al.*, 1998; Yiu, 2002; Zucki *et al.*, 2006).

Ainda sobre a questão vocal, não se pode esquecer que o tempo de trabalho demonstra a diversidade do comportamento vocal. O que se percebe, porém, é que a disfunção vocal acomete tardiamente os professores escolares, ao contrário dos professores de educação física – que apresentam frequência de disfunção vocal aguda, tanto pelo uso de ataque vocal brusco quanto pela elevada intensidade (Ortiz *et al.*, 2004).

Ao contrário da perda auditiva, os problemas vocais não são legalmente reconhecidos como patologias relacionadas ao trabalho. Para que uma doença seja reconhecida como patologia do trabalho é necessária uma análise que inclui o estudo do sofrimento, dano ou agravo à saúde, causado, desencadeado, agravado pelo trabalho ou com ele relacionado (Mendes, 2003).

O panorama apresentado neste capítulo – sobre as diferentes exposições a ruído a que o profissional de educação física está sujeito e seus possíveis danos à saúde – aponta para a necessidade de conhecer a relação que estudantes, profissionais e coordenadores de graduação em educação física estabelecem com o referido problema, para então promover e consolidar modificações que reflitam na manutenção da qualidade dessa atividade ocupacional.

Com esse objetivo Zucki, Morata e Marques (2006) realizaram uma pesquisa cujo enfoque foi verificar a percepção de estudantes, profissionais e coordenadores de graduação em educação física sobre o ruído em sua profissão. Fizeram parte dessa pesquisa trinta estudantes do último ano da graduação em educação física, trinta profissionais e cinco coordenadores de cursos de graduação em educação física de Santa Catarina. Foram elaborados dois questionários para o estudo: o primeiro direcionado a estudantes e profissionais de educação física, com o objetivo de explorar questões referentes ao ruído, implicações com a saúde auditiva e vocal, a repercussão na profissão e a abordagem desses conteúdos no curso de graduação; e o segundo, exclusivo a coordenadores de cursos de graduação em educação física, objetivava conhecer a visão deles sobre o estudante e o profissional da área, as condições ocupacionais e o enfoque de conteúdos durante a graduação que relacionem o ruído à educação física.

Na análise dos resultados obtidos, percebeu-se que o ruído no local de trabalho foi considerado moderado por 60% dos estudantes e alto por 60% dos profissionais. As aulas de ginástica em academia (26,6%) e de educação física escolar (18,3%) foram consideradas as mais ruidosas da profissão – os próprios pesquisados apontaram medidas de controle de ruído, como a redução da música utilizada nas aulas (25%) e o tratamento acústico dos ambientes de trabalho (20%). As maiores queixas relacionadas ao ruído foram a ocorrência de zumbido (28,3%), a irritação (51,6%) e o desconforto (43,3%), a percepção de alteração da qualidade vocal (13,3% dos estudantes e 46,7% dos profissionais). Profissionais e estudantes de educação física apontaram ainda outros problemas de saúde relacionados ao exercício de sua atividade ocupacional, que podem ser observados na tabela 2.

A pesquisa constatou ainda importante dado referente à formação acadêmica desses profissionais: 73,3% dos estudantes, 82,5% dos profissionais e 60% dos coordenadores afirmaram que o curso de graduação não oferece conteúdos relacionados ao ruído e suas implicações à saúde auditiva e vocal.

Tabela 2 – Ocorrência de problemas de saúde relacionados à atividade ocupacional do profissional de educação física, de acordo com as amostras pesquisadas

Problemas de saúde	Estudantes N (30)		Profissionais N (30)		Total N (60)	
	N (queixa)	%	N (queixa)	%	N (queixa)	%
Problemas vocais	18	60,0	19	63,3	37	61,7
Problemas auditivos	12	40,0	15	50,0	27	45,0
Outros	10	33,3	13	43,3	23	38,3
Estresse psicológico	9	30,0	9	30,0	18	30,0
Problemas físicos	6	20,0	8	26,6	14	23,3
Problemas de pele	8	26,6	5	16,6	13	21,7
Problemas articulares	5	16,6	3	10,0	8	13,3
Estresse físico	2	6,6	3	10,0	5	8,3
Problemas musculares	2	6,6	2	6,6	4	6,6
DORT	1	3,3	3	10,0	4	6,6

DORT – distúrbio osteomuscular relacionado ao trabalho

Esses dados obtidos na referida pesquisa, em especial o último, podem ser a chave para o início de um longo processo de mudança na realidade ocupacional dessa profissão. É de fundamental importância que os cursos de graduação em educação física, bem como seus formadores, ampliem conceitos e abordem conteúdos acerca do ruído e sua implicação à saúde, tanto auditiva quanto vocal, para que o estudante, munido de conhecimento, esteja preparado para enfrentar essa realidade em sua profissão (Zucki, Morata e Marques, 2006).

CONSIDERAÇÕES FINAIS

Este capítulo procurou apresentar a estreita relação entre a educação física e os elevados níveis de pressão sonora, além de suas implicações à saúde. Ficou claro que essa relação aumenta o rendimento

das aulas, porém é prejudicial; por essa razão, deve-se atentar para a importância de:
- adotar medidas de controle de ruído, como: redução da música utilizada nas aulas, tratamento acústico dos ambientes de trabalho e/ou remanejamento do número de alunos por classe;
- conscientizar alunos e professores sobre a problemática do ruído;
- incorporar nos cursos de graduação em educação física conteúdos sobre ruído e seus malefícios, possibilitando a manutenção da integridade da saúde auditiva e vocal dos futuros profissionais, com um trabalho de educação em saúde;
- obter junto aos órgãos competentes formas de melhor instruir, normatizar e fiscalizar a problemática da poluição sonora em nossa sociedade, bem como a criação de mecanismos que respaldem legalmente não só trabalhadores da indústria, mas a todos que se expõem de forma ocupacional ao ruído.

REFERÊNCIAS BIBLIOGRÁFICAS

ADAMS, B. B. "Dermatologic disorders of the athlete". *Sports Med.*, v. 32, n. 5, p. 309-21, 2002.

ALVARENGA, K. F. *et al.* "Emissões otoacústicas – produto de distorção em indivíduos expostos ao chumbo e ao ruído". *Revista Brasileira de Otorrinolaringologia*, São Paulo, v. 69, n. 5, 2003.

ASSOCIAÇÃO BRASILEIRA DE NORMAS TÉCNICAS – ABNT. NBR 10.152 – Níveis de ruído para conforto acústico. Rio de Janeiro, 1987.

AXELSSON, A. "A exposição de ruídos de lazer em adolescentes e adultos jovens". *Jornal do Som e Vibração*, v. 151, p. 447-53, 1991.

BENDER, T. W. "Cutaneous manifestations of disease in athletes". *Skinmed*, v. 2, n. 1, p. 34-40, jan./fev. 2003.

BENTO, R. F.; MINITI, A.; MARONE, S. A. M. *Tratado de otologia.* São Paulo: EDUSP, 1998, p. 268.

BERGLUND, B.; LINDVAL, T. *Community noise.* World Health Organization: Stockholm, 1995, p. 2-45.

CARELLI, E. G.; NAKAO, M. "Educação vocal na formação do docente". Revista do Conselho Federal de Fonoaudiologia, v. 2, n. 3, jun. 2003.

CHAWDWICK, D. L. "Music and hearing". Proceedings of the Royal Society of Medicine, v. 66, p. 1.078-82, 1973.

COELHO, J. L. B.; VALADAS, B.; GUEDES, M. "Ruído ambiente em Portugal". Revista Acústica e Vibrações, n. 18, dez. 1996.

COMITÊ NACIONAL DE RUÍDO E CONSERVAÇÃO AUDITIVA. "Perda auditiva induzida pelo ruído e relacionada ao trabalho". Acústica e Vibrações, v. 13, p. 123-5, 1994.

CORTÊS, I. F. Estudos das queixas auditivas, extra-auditivas e achados audiométricos nos professores de uma academia de ginástica. 2006. Dissertação (Mestrado em Fonoaudiologia) – Pontifícia Universidade Católica de São Paulo, São Paulo.

COSTA, E. A.; KITAMURA, S. "Patologia do trabalho segundo aparelho ou sistema: órgãos dos sentidos: audição". In: MENDES, R. (org.). Patologia do trabalho. Rio de Janeiro: Atheneu, 1995.

COSTA, E. A.; MORATA, T. C.; KITAMURA, S. "Patologia do ouvido relacionada com o trabalho". In: MENDES, R. Patologia do trabalho. 2. ed. São Paulo: Atheneu, 2003, vol. 2, p. 1.253-82.

DEUS, M. J. et al. "Nível de pressão sonora em academias de ginástica e a percepção auditiva dos professores". Revista Brasileira Atividade Física e Saúde, v. 2, n. 2, p. 5-16, 1997.

EILAND, G. et al. "Dermatological problems in the athlete". The Journal of Orthopaedic And Sports Physical Therapy, v. 23, n. 6, p. 388-402, 1996.

FERREIRA JUNIOR, M. "Diagnóstico da perda auditiva induzida por ruído". In: _____. PAIR – Perda auditiva induzida por ruído: bom senso e consenso. São Paulo: VK, 1998, p. 41-68.

FIORINI, A. C. "Ruído: um problema de saúde pública". Jornal Quebrando o Silêncio, São Paulo, 1997.

FUSCO, L.; MARCONDES, J. "Abaixe o volume". Revista Boa Forma, Rio de Janeiro, v. 10, n. 23, p. 27-30, 1989.

GERGES, S. N. Y. *Ruído: fundamentos e controle*. Florianópolis: Biblioteca da Universidade Federal de Santa Catarina, 1992.
HAUSLER, R. *The effects of acoustic overstimulation*. v. 61, n. 1, p. 21-9, jan. 2004.
JERGER, S.; JERGER, J. *Auditory disorders*. Rio de Janeiro: Atheneu, 1989.
LACERDA, A. B. M. *Caracterização dos níveis de pressão sonora em academias de ginástica e avaliação auditiva de seus professores*. 1999. Dissertação (Mestrado em Distúrbios da Comunicação) – Universidade Tuiuti do Paraná, Curitiba.
LACERDA, A. B. M.; FIORINI, A. C.; MORATA, T. C. "Caracterização dos níveis de pressão sonora em academias de ginástica e queixas apresentadas por seus professores". *Revista Brasileira de Otorrinolaringologia*, São Paulo, v. 67, n. 5, p. 656-9, 2001.
MARCON, C. R.; ZANNIN, P. H. T. "Avaliação do ruído gerado por academias de ginástica". *Engenharia e Construção*, Curitiba, v. 96, p. 39--42, 2004.
MELNICK, W. "Conservação auditiva industrial". In: KATZ, J. *Tratado de audiologia clínica*. São Paulo: Manole, 1989.
MENDES, R. *Patologia do trabalho*. 2. ed. São Paulo: Atheneu, 2003.
MORATA, T. C.; DUNN, D. E.; SIEBER, W. K. "Perda auditiva e a exposição ocupacional a agentes ototóxicos". In: NUDELMANN, A. A. et al. *PAIR – Perda auditiva induzida pelo ruído*. Porto Alegre: Bagagem Comunicação, 1997.
MORATA, T. C. et al. "Audiometric findings in workers exposed to low levels of styrene and noise". *Journal of Occupational and Environmental Medicine*. v. 44, n. 9, p. 806-14, 2002.
"NORMA REGULAMENTADORA 15 DE LIMITES DE TOLERÂNCIA PARA RUÍDO CONTÍNUO OU INTERMITENTE". Portaria n. 3.214, 8 jun. 1978. In: *Segurança e Medicina do Trabalho*. São Paulo: Atlas, v. 16, p. 123-4, 1998.
NUDELMANN, A. A. et al. *PAIR: Perda auditiva induzida pelo ruído*. Porto Alegre: Bagagem Comunicação, 1997.

OLIVEIRA, C. D. M. *Estudo da voz de professores de ginástica de academias pré e pós-aula*. 2006. Dissertação (Mestrado em Distúrbios da Comunicação) – Universidade Tuiuti do Paraná, Curitiba.

ORTIZ, E. et al. "Proposta de modelo de atendimento multidisciplinar para disfonias relacionadas ao trabalho: estudo preliminar". *Revista Brasileira de Otorrinolaringologia*, São Paulo, v. 70, n. 5, 2004.

PALMA, A. et al. "Nível de ruído no ambiente de trabalho do professor de educação física em aulas de ciclismo *indoor*". *Revista de Saúde Pública*, São Paulo, v. 43, n. 2, 2009.

PINTO, P. M. "Estudo dos efeitos da exposição à música excessivamente amplificada sobre a audição de professores de academia de ginástica". *Revista CEFAC – Atualização Científica em Fonoaudiologia*, v. 3, p. 65-9, 2001.

PORTMANN, M. ; PORTMANN, C. *Tratado de audiometria clínica*. São Paulo: Roca, 1993.

RUSSELL, A. et al. "Prevalence of voice problems in teachers". *Journal of Voice*. Speech Pathology Department, Flinders University of South Australia, Adelaide, Australia, v. 12, n. 4, p. 467-79, dez. 1998.

RUSSO, I. C. P. *Acústica e psicoacústica aplicadas a fonoaudiologia*. São Paulo: Lovise, 1999.

SAMELLI, A. G.; SCHOCHAT, E. "Perda auditiva induzida por nível de pressão sonora elevada em um grupo de músicos profissionais de rock-and-roll". *Acta AWHO*, v. 19, p. 136-43, 2000.

SANTOS, U. P.; MORATA, T. C. "Efeitos do ruído na audição". In: SANTOS, U. P. *Ruído: riscos e prevenção*. São Paulo: Hucitec, 1994, p. 43-53.

SATALOFF, R. T.; SATALOFF, J. *Occupational hearing loss*. 2. ed. Nova York: Marcel Dekker/Basel Hong Kong, 1997, p. 374-9.

SELIGMAN, J. "Sintomas e sinais na PAIR". In: NUDELMANN, A. A. et al. *PAIR: Perda auditiva induzida pelo ruído*. Porto Alegre: Bagagem Comunicação, 1997, p. 77-100.

SILVERIO, K.C.A. et al. "Ações em saúde vocal: proposta de melhoria do perfil vocal de professores". *Revista Pró-Fono*, v. 20, n. 3, p. 177-82, 2008.

SMITH, E. et al. "Voice problems among teachers: differences by gender and teaching characteristics". *Journal of Voice*. Department of Preventive Medicine, University of Iowa, Iowa City, v. 12, n. 3, p. 328-34, 1998.

VANSIN, R.; FERREIRA, V. J. A. "Avaliação da alteração temporária do limiar auditivo em jovens frequentadores de casas noturnas". *Revista CEFAC – Atualização Científica em Fonoaudiologia*, v. 4, n. 3, p. 219--22, 2002.

WARD, W. D. "Endogenous factors related to susceptibility to damage from noise". *Occupational Medicine*, v. 10, n. 3, p. 561-75, jul. /aug. 1995.

WOLFE, V. et al. "Vocal parameters of aerobic instructors with and without voice problems". *Journal of Voice*. Auburn University at Montgomery, Montgomery, v. 16, n. 1, p. 52-60, mar. 2002.

YIU, E. M. "Impact and prevention of voice problems in the teaching profession: embracing the consumers' view". *Journal of Voice*, Auburn University at Montgomery, Montgomery, v. 16 n. 2, p. 215--28, jun. 2002.

ZANNIN, P. H. T. et al. "Incômodo causado pelo ruído urbano à população de Curitiba-PR". *Revista de Saúde Pública*, São Paulo, v. 36, n. 4, ago. 2002.

ZOBER, A. "Noise: a stress factor in occupational and other environments". *Zentralblatt fur Bakteriologie, Mikrobiologie und Hygiene*, v. 179, n. 1, p. 1-31, mar. 1984.

ZUCKI, F.; MORATA, T. C.; MARQUES J. M. "Percepção de estudantes, profissionais e coordenadores de graduação em educação física sobre o ruído em sua profissão". *Revista da Sociedade Brasileira de Fonoaudiologia*, v. 11, n. 4, 250-64, 2006.

| QUATRO |

Os riscos à saúde auditiva de pescadores

Adriana Bender Moreira de Lacerda
Michele Cristina Paini
Fernanda Zucki
Sandie Poulin
Lilian Cassia Bornia Jacob Corteletti

INTRODUÇÃO

O enorme potencial hídrico e a extensão do litoral brasileiro favorecem o desenvolvimento e a exploração das atividades de pesca e mergulho profissionais. A categoria profissional dedicada às atividades de pesca faz parte do grupo de trabalhadores expostos a vários agentes otoagressores, que não possui seus riscos ocupacionais avaliados ou apontados nas estatísticas existentes. Assim, suspeita-se que a profissão de pescador seja uma das mais perigosas da atualidade, em razão das condições de trabalho e vida árduas, sem assistência em vários níveis.

Dados alarmantes apontam, nessa população, a ocorrência de problemas dermatológicos (câncer, entre outras doenças de pele), comprometimento visual, doenças de caráter osteoarticular (reumatismo, artrite etc.) e doenças descompressivas que podem causar invalidez ou morte, gerando graves sequelas sociais. Por isso, desde 2000, a Fundacentro, órgão vinculado ao Ministério do Trabalho e Emprego, vem desenvolvendo o Programa Nacional de Segurança, Saúde e Meio Ambiente de Trabalho nas Atividades de Pesca e Mergulho Profissionais – Acqua Forum.

A exposição a inúmeros tipos de ruído, vibrações, agentes químicos ototóxicos e longa jornada de trabalho faz dos pescadores grandes candidatos a também apresentar distúrbios auditivos. Entretanto, há poucas publicações sobre a audição dos pescadores e – apesar de a maioria ser de diferentes países, que utilizam diversos métodos de pesca – todos concordam que há elevada prevalência de perda auditiva entre pescadores, e que esta população é desprovida de programas de prevenção e promoção da saúde, sejam eles auditivos ou não (Axelsson, Arvidsson e Jerson, 1986; Inaoka et al., 1992; Casson et al., 1998; Matheson et al., 2001; Rapisarda et al., 2004).

É importante ressaltar que a perda auditiva de origem ocupacional (PAO) é um comprometimento passível de prevenção, porém, quando instalada, pode acarretar ao trabalhador alterações importantes que interferem em sua qualidade de vida. A incapacidade auditiva com relação à percepção da fala em ambientes ruidosos pode desencadear ansiedade, isolamento e afetar a autoimagem. Esses efeitos podem comprometer as relações do indivíduo na família, no trabalho e na sociedade, prejudicando o desempenho das atividades cotidianas (Comitê Nacional de Ruído e Conservação Auditiva, 1994).

Sob o ponto de vista ocupacional, a audiometria é o único instrumento utilizado na vigilância epidemiológica de perdas auditivas em trabalhadores expostos ao ruído, porém as emissões otoacústicas e a audiometria de altas frequências são procedimentos alternativos que vêm sendo utilizados no monitoramento da audição de trabalhadores. Esses procedimentos permitem buscar indícios de danos auditivos em indivíduos com limiares ainda dentro dos padrões de normalidade e sem queixas, propiciando, dessa forma, uma atuação que visa à proteção auditiva de todos os expostos a ruído (Kemp, 1978; Kim *et al.*, 1992; Avan *et al.*, 1993; Attias *et al.*, 1995).

Poucos são os estudos realizados com a população de pescadores a fim de conhecer os hábitos ocupacionais, de vida e saúde, especialmente os relativos à saúde auditiva. Nesse sentido, o objetivo deste capítulo é o de revisar a literatura sobre a exposição de pescadores ao ruído, bem como os efeitos auditivos que sofrem e as necessidades acerca da promoção da saúde auditiva.

RUÍDO E PESCADORES

Ao estudar a pesca costeira, Matheson *et al.* (2001) considerou essa atividade uma das ocupações mais perigosas da atualidade, em razão das horas de trabalho prolongadas, temperaturas extremas e o trabalho com maquinários pesados – fatores que contribuem para a elevada taxa de mortalidade dos pescadores.

Apesar de um reconhecimento da exposição aos perigos e dos níveis de mortalidade elevados associados à pesca, existem poucas pesquisas nesse campo. Embora haja desenvolvimento dentro da indústria nos aspectos relativos à segurança do pescador, há pouca ênfase no relacionamento entre a saúde, o ambiente e o desempenho no trabalho. Essa constatação aponta para a necessidade de pesquisas adicionais que contribuam para o desenvolvimento futuro de um serviço de saúde ocupacional dos pescadores, com base nas atividades laborais inerentes à indústria de pesca costeira.

Essa profissão se diferencia consideravelmente do trabalho industrial, pois, em vez de oito horas de trabalho – seguidas de dezesseis horas de descanso, cinco dias por semana –, os pescadores trabalham vários dias seguidos, com exposição contínua ao ruído, associada a agentes otoagressores, permanecendo expostos até mesmo durante o sono, em virtude do ruído gerado pelo motor das embarcações. Somadas a esses fatores, existem ainda outras situações desfavoráveis ao trabalho: ondas do mar, vibração de corpo inteiro, variações climáticas rápidas, privação de sono, trabalho noturno, trabalho pesado, entre outros (Inaoka et al.,1992; Casson et al., 1998; Matheson et al., 2001; Axelsson, Arvidsson e Jerson, 1986; Jégaden, 2007; Neitzel, Berna e Seixas, 2006).

O descanso dos pescadores varia de acordo com as modalidades de pesca. Há turnos de trabalho de quatro horas, intercalados com descansos de uma hora, durante todo a viagem, em média de vinte a trinta dias. Destaca-se o fato de que não há intervalos de repouso dos agentes otoagressores, pois, mesmo durante o descanso de cada um dos pescadores, as atividades continuam, ou seja, os motores continuam ligados, produzindo ruído, CO e vibração.

A exposição ao ruído, por um período de 24 horas, foi avaliada em pescadores de uma grande embarcação com uma tripulação de 150 membros, e os resultados demonstraram níveis sonoros de 90,7 dB(A). Para pequenas embarcações especializadas em arrastões, os níveis sonoros encontrados foram de 85 dB(A) para 24 horas (Neitzel, Berna e Seixas, 2006; Jégaden, 2007).

Foram medidos em pescadores suecos o nível de pressão sonora e a dose de ruído a que estavam expostos. Um dado relevante nesse estudo é que 40% dos pescadores consideravam altos os níveis de ruído a que estavam expostos a bordo, mas os protetores auriculares só eram usados ocasionalmente em locais de maior ruído – por exemplo, a sala de máquinas da embarcação (Axelsson, Arvidsson e Jerson, 1986).

As medições realizadas nas embarcações avaliadas no estudo de Axelsson, Arvidsson e Jerson (1986) mostraram níveis de ruído capazes de causar danos auditivos. A avaliação de dosimetria nas embarcações mostrou dose de ruído que variou de 75 dB(A) a 95 dB(A), valores que diferem dos estipulados pela Organização Internacional Marítima (IMO), que é de no máximo 80 dB(A) para 24 horas; na sala de máquinas, o máximo permitido é 110 dB(A); na ponte de comando, 65 dB(A); nos alojamentos, 60 dB(A); local de refeição, 65 dB(A); e no convés, 85 dB(A).

AUDIÇÃO E PESCADORES

O Departamento de Saúde Pública da Universidade de Medicina de Kumamoto realizou pesquisa com 118 pescadores visando esclarecer as relações da história de trabalho com as características físicas, funções fisiológicas, condições do sangue e níveis de audição. Os resultados indicaram que entre os problemas encontrados estava a diminuição da acuidade auditiva. Os autores sugeriram que a exposição aos sons do motor do navio era a causa mais provável das perdas auditivas encontradas. Revelou-se também que mudanças temporárias de limiar ocorriam após diversas horas de exposição aos ruídos do motor do barco (Inaoka *et al.*, 1992).

Outro estudo, realizado na Itália, avaliou a associação entre a pesca em mar profundo e a doença crônica comum. Informações referentes a hábitos de vida e trabalho foram obtidas por meio de um questionário, e os dados clínicos coletados por especialistas em cardiologia, pneumologia, otorrinolaringologia (examinação clínica de orelha, nariz e garganta, incluindo audiometria) e oftalmologia. Os resultados indicaram que os pescadores executam prolongadas horas de trabalho contínuo, e é comum o consumo elevado de cigarro e álcool entre eles. As intercorrências significativas encontradas foram: acidentes de trabalho, perda auditiva induzida por ruído, ceratose solar, cataratas, bronquite obstrutiva, sinusite, otite com perfuração timpânica, alterações de eletroencefalograma, entre outros. Concluiu-se que a pesca em mar profundo é um trabalho estressante e de risco à saúde, inclusive para saúde auditiva (Casson *et al.*, 1998).

As avaliações auditivas de pescadores suecos apresentaram a frequência de 6.000 Hz como a mais afetada, piorando os limiares nas demais frequências altas à medida que aumentava o número de anos trabalhados. A audiometria apresentava configuração típica de PAIR: 20% dos pescadores tinham uma leve PAIR em um dos ouvidos; 23% apresentaram perda auditiva em ambos os ouvidos; e em 15% dos avaliados foi detectada perda auditiva severa em pelo menos um ouvido (Axelsson, Arvidsson e Jerson, 1986).

No Brasil, pescadores de pequenas embarcações foram avaliados com o objetivo de conhecer o perfil audiológico dessa população (Paini *et al.*, 2009). Participaram do estudo 141 pescadores do sexo masculino, com idades entre 18 e 77 anos, divididos em grupos de acordo com sua exposição ao ruído. Os participantes foram submetidos à entrevista, inspeção do meato acústico externo, timpanometria, audiometria tonal liminar, audiometria de altas frequências, emissões otoacústicas e, durante a jornada de trabalho, foram realizadas as medições do nível de pressão sonora. Os resultados da audiometria demonstraram: presença de limiares auditivos normais; perda auditiva neurossensorial, uni ou bilateral; e limiares auditivos com configurações que não foram caracterizadas por perdas auditivas nas frequências altas. A análise dos registros das emissões otoacústicas evocadas por produto de distorção revelou diferenças estatisticamente significativas na comparação dos resultados entre os grupos experimentais e o grupo-controle.

Essa pesquisa apontou aspectos relevantes, como a necessidade de a população de pescadores ser amparada por Programas de Conservação Auditiva, bem como para a sensibilidade da audiometria de altas frequências e das emissões otoacústicas na avaliação da audição dos pescadores (Paini *et al.*, 2009).

RUÍDO, MONÓXIDO DE CARBONO E A AUDIÇÃO DE PESCADORES

Os motores à combustão produzem monóxido de carbono (CO) em razão da irregularidade na entrada de ar; assim, as embarcações pesqueiras a motor tornam-se uma fonte importante de emissão de CO (FNCC, 2008; Kosatsky, 1985). Observa-se nos Estados Unidos que, a cada ano, é registrado um grande número de casos de intoxicação por CO ligada às embarcações recreativas (Earnest *et al.*,

2003; Garcia, Beamer e Earnest, 2006). Os pescadores estão entre os trabalhadores mais expostos ao CO, pois a atividade pesqueira – empatada com a florestal e a agrícola – é listada como o segundo setor profissional, nos Estados Unidos, em que os incidentes mortais ocorrem por inalação de substâncias tóxicas; o CO é a principal delas (Valent et al., 2002).

Muitas mortes por intoxicação com CO a bordo de embarcações são relatadas, sendo 149 casos só nos Estados Unidos. A maioria desses incidentes mortais aconteceu no interior das cabines das embarcações. Relata-se ainda 610 casos de intoxicação a bordo das embarcações recreativas ou profissionais, porém sem óbitos (Kosatsky, 1985; U. S. Coast Guard, 2007).

Em estudo realizado em 2003, 90% das embarcações recreativas avaliadas produziam doses de CO acima dos limites recomendados pelo National Institute for Occupational Safety and Health – NIOSH (Earnest et al., 2003).

A quantidade das emissões de CO produzidas varia segundo o peso da embarcação, o tamanho e tipo do motor, o ano de fabricação e o fabricante. Suspeita-se que, quando as embarcações pesqueiras comerciais possuírem a mesma potência que as recreativas, os pescadores estarão igualmente expostos a doses de CO acima dos limites permitidos. Diferentes estudos demonstraram que muitos pescadores possuem algum problema auditivo, mas infelizmente a exposição ao ruído e ao CO, assim como o perfil auditivo dos pescadores, ainda necessita de maiores estudos.

A análise de Poulin (2008) objetivava determinar se a exposição ao ruído associada ao monóxido de carbono (CO) poderia agravar a PAIR dos pescadores, ou ainda causar alterações auditivas centrais. Realizou-se audiometria convencional e de altas frequências (de 0,5 kHz a 16 kHz), timpanometria e reflexos estapedianos, emissões otoacústicas evocadas por produto de distorção e teste de diferenças do nível de mascaramento binaural (*masking level differeces* – MLD) em um grupo de pescadores do Porto de Itajaí-SC e em um grupo-controle formado por participantes não expostos ao ruído no trabalho. Os resultados sugeriram ausência de diferenças significativas nos limiares auditivos dos pescadores quando comparados ao grupo-controle. Entretanto, os resultados das emissões otoacústicas evocadas por produto de distorção sugeriram alterações significativas no grupo dos pescadores. Já o teste MLD indicou uma alteração no tratamento temporal da informação sonora coerente com os resultados dos reflexos acústicos ipsi e contralaterais que se apresentaram ausentes na maioria da população estudada. O estudo de Poulin (2008) não permitiu concluir os efeitos da exposição combinada ao ruído e ao CO; contudo é possível que a alteração observada no tratamento temporal da informação auditiva possa ser atribuída a essa exposição combinada. A autora sugere que novos estudos sejam realizados para investigação.

RUÍDO, VIBRAÇÃO E PESCADORES

A vibração a bordo das embarcações pesqueiras é causada pela hélice, pelo motor principal e auxiliar ou por todas essas fontes funcionando simultaneamente e também pelos efeitos do mar (Jégaden, 2004b). No meio marítimo, somente as vibrações de muito baixa frequência (< 2 Hz) ou de baixa frequência (2 Hz a 20 Hz) podem ser perigosas para os seres humanos. As vibrações de muito baixa frequência podem causar náuseas, vômitos e frio nas extremidades associado à diminuição da pressão arterial; podem ter também um impacto sobre a função vestibular, causando uma sensação de desequilíbrio. As vibrações de baixa frequência podem provocar efeitos nocivos na musculatura, na coluna vertebral, na visão, na função respiratória, no sistema cardiovascular e digestivo.

Embora inúmeras publicações reconheçam a presença das vibrações nas embarcações marítimas, infelizmente elas não foram quantificadas (Gander, Berg e Signal, 2008; Menyakin e Poperetskaya, 1980). Entretanto, seria impossível excluir a presença das vibrações nas embarcações.

Sabe-se que a exposição às vibrações e ao ruído, ao mesmo tempo, pode contribuir para o agravamento da PAIR dos trabalhadores (Iki, 1994; Iki et al., 1986; Zou et al., 2001). Alguns mecanismos são propostos para explicar esse fenômeno. A hipótese mais provável é que a vibração pode causar uma vasoconstrição dos vasos sanguíneos cocleares, o que também reduz o fluxo coclear e favorece a isquemia na cóclea (Palmer et al., 2002; Turcot et al., 2007).

CONSIDERAÇÕES FINAIS

Os estudos apresentados neste capítulo relatam que a população de pescadores é desprovida de assistência à saúde, informação e/ou conhecimento a respeito de condutas preventivas com relação aos riscos a que estão expostos. Assim, os resultados apresentados aqui reforçam a necessidade da implantação de Programas de Prevenção da Perda Auditiva na atividade pesqueira.

Altos índices de perdas auditivas apontam para a necessidade de medidas preventivas que devem ser adotadas, com a finalidade de preservar a saúde auditiva desses trabalhadores. Recomenda-se pesquisas relacionadas a essa temática, a fim de identificar quais fatores de risco contribuem para a perda auditiva dos pescadores, e as maneiras de se viabilizar acompanhamentos para a promoção da saúde auditiva entre eles.

REFERÊNCIAS BIBLIOGRÁFICAS

ACQUA FORUM – Programa Nacional de Segurança, Saúde e Meio Ambiente de Trabalho nas Atividades de Pesca e Mergulho Profissional. Ministério do Trabalho e Emprego. Disponível em: <www.fundacentro.sc.gov.br//acquaforum/>. Acesso em: 30 dez. 2009.

ATTIAS, J. "Noise-induced otoacoustic emission loss with or without hearing loss". Ear and Hearing, v. 16, n. 6, p. 612-8, 1995.

AVAN, P. et al. "Exploration of cochlear function by otoacoustic emissions: relationship to pure-tone audiometry". Program Brain Research, v. 97, p. 67-75, 1993.

AXELSSON, A.; ARVIDSSON, I.; JERSON, T. "Hearing in fishermen and coastguards". In: SALVI, R. J. et al. *Basic and applied aspects of noise-induced hearing loss*. Nova York/London: NATO Scientific Affairs Division, 1986, p. 513-25.

BRASIL. Comitê Nacional de Ruído e Conservação Auditiva. *Boletim* n. 1, São Paulo, 1994.

CASSON, F. F. et al. "Work and chronic health effects among fishermen in Chioggia, Italy". *Giornale Italiano di Medicina del lavoro ed Ergonomia*, v. 20, n. 2, p. 68-74, 1998.

EARNEST, G. S. et al. *Carbon monoxide emissions and exposures on recreational boats under various operating conditions*. Cincinnati: National Institute for Occupational Safety and Health – NIOSH, 2003.

FNCC – FORENSIC AND NAUTICAL CONSULTANTS OF CANADA. "Canadian safe boating course, Chapter 2: Operating a motor boat, motor operation", 2008. Disponível em: <http://www.boaterexam.com/canada/education/c2-motorboatOperation-en.aspx>. Acesso em: 17 dez. 2009.

GANDER, P.; BERG, M. V. D.; SIGNAL, L. "Sleep and sleepiness of fishermen on rotating schedules". *Chronobiology International*, v. 25, p. 389-98, 2008.

GARCIA, A.; BEAMER, B.; EARNEST, G. S. "In-depth survey report of carbon monoxide emissions and exposures on express cruisers under various operating conditions". Cincinnati: National Institute for Occupational Safety and Health – NIOSH, 2006.

IKI, M. "Vibration-induced white finger as a risk factor for hearing loss and postural instability". *Nagoya Journal of Medical Science*, n. 57, p. 137-45, 1994.

IKI, M. et al. "Association between vibration-induced white finger and hearing loss in forestry workers". *Scandinavian Journal of Work, Environment & Health*, v. 12, p. 365-70, 1986.

INAOKA, T. et al. "Work history, health conditions and hearing loss of Ishigaki fishermen". *Nippon Eiseigaku Zasshi*, n. 47, p. 923-33, 1992.

JÉGADEN, D. "Le bruit à bord des navires de pêche au large", Bulletin des membres de la Société Française de Médicine Maritime,

n. 6, 2007. Disponível em: <http://www.mersante.com/medmar%20 bulletin%20dec%2007.pdf>. Acesso em: 17 dez. 2009.

_____. "Quelle definition pour la médicine maritime?" *Medicina Marítima*, vol. 7, n.1: 1-3, jun. 2007. Disponível em: <http://www.mersante.com/CIHFMM1.pdf>. Acesso em: 17 dez. 2009.

KEMP, D. T. "Stimulated acoustic emissions from within the human auditory system". *Journal of the Acoustical Society of America*, v. 64, n. 5, p. 1.386-91, 1978.

KIM, D. O.; SMURZYNSKI, J. "Distortion-product and click-evoked otoacoustic emissions of normally-hearing adults". *Hearing Research*, v. 58, n. 2, p. 227-40, 1992.

KONTOSIC, I.; VUKELIC, M. "The prevalence of noise-induced hearing loss in seamen". *Archives of Industrial Hygiene and Toxicology*, v. 47, p. 9-17, 1996.

KOSATSKY, T. "Carbon monoxide poisoning in Alaska 1981-1984: Eight preventable deaths at sea". *State of Alaska Epidemiology Bulletin*, n. 11, 1985.

KÖSE, E.; DINÇER, A. C.; DURUKANOGLU, H. F. "Risk assessment of fishing vessels". *Turkish Journal of Engineering and Environmental Science*, v. 22, p. 417-28, 1998.

LACERDA, A. B. M. *et al*. "Perfil audiológico dos pescadores do Porto de Itajaí-SC". *Communication présentée 23*. Encontro Internacional de Audiologia, Itajaí, 2008.

MARTINS, V. *Essay on the noise exposure profile and commercial fishermen*. Tese (Mestrado em Saúde Ambiental) – Universidade de Washington, 1977.

MATHESON, C. *et al*. "The health of fishermen in the catching sector of the fishing industry: a gap analysis". *Occupational Medicine*, v. 51, n. 5, p. 305-11, 2001.

MENYAKIN, R. P.; POPERETSKAYA, V. I. *Ocupational changes in the organ of hearing and equilibrium in sailors and fisherman*. NASA, n. 72, 1980.

MIYAKITA, T.; UEDA, A. "Estimates of workers with noise-induced hearing loss and population at risk". *Journal of Sound and Vibration*, v. 205, p. 441-9, 1997.

NEITZEL, R. L.; BERNA, B. E.; SEIXAS, N. S. "Noise exposures aboard catcher/processor fishing vessels". *American Journal of Industrial Medicine*, v. 49, p. 624-33, 2006.

NOVALBOS, J. et al. "Occupational health in the andalusian fisheries sector". *Occupational Medicine*, v. 58, p. 141-3, 2008.

PAINI, M. C. et al. "Audiological findings among workers from Brazilian small scale fisheries". *Ear and Hearing*, v. 30, n. 1, p. 8-15, 2009.

PALMER, K. T. et al. "Raynaud's phenomenon, vibration induced white finger, and difficulties in hearing". *Occupational Environmental Medicine*, v. 59, p. 640-2, 2002.

POULIN, S. *Exposition au bruit et au monoxyde de carbone: Portrait auditif des pêcheurs du port d'Itajaí au Brésil*. École d'orthophonie et d'audiologie Faculté de Médecine, Université de Montreal, 2008.

RAPISARDA, V. et al. "Noise-related occupational risk aboard fishing vessels: considerations on prevention and the protection of exposed workers". *Giornale Italiano di Medicina del Lavoro ed Ergonomia*, v. 26, n. 3, p.191-6, 2004.

TURCOT, A. et al. "Le bruit et les vibrations main-bras: Une association dangereuse". *Communication présentée Journées annuelles de santé publique*, Montreal, 2007.

U. S. COAST GUARD. *Boat-related carbon monoxide (CO) poisoning*, 2007.

VALENT, F. et al. "Fatal work-related inhalation of harmful substances in the United States". *Chest*, v. 121, p. 969-75, 2002.

ZOU, J. et al. "Sensorineural hearing loss after vibration: An animal model for evaluating prevention and treatment of inner ear hearing loss". *Acta Otolaryngologia*, v. 121, p. 143-8, 2001.

| CINCO |

A exposição ao ruído na prática da odontologia

Cláudia Giglio de Oliveira Gonçalves
Ângela Ribas
Adriana Bender Moreira de Lacerda
Geyza Aparecida Gonçalves
Evelyn Albizu

INTRODUÇÃO

A consciência da humanidade sobre os problemas ambientais vem crescendo mundialmente. Os movimentos ecológicos e o aumento de denúncias de problemas causados por diferentes formas de poluição na saúde da população colocaram em evidência a relação entre a saúde das pessoas e o meio ambiente. Segundo a Organização Mundial da Saúde (OMS, 1980), depois da poluição da água e do ar, nada agride mais os sentidos humanos do que a poluição sonora.

É nesse contexto que, em diversas regiões do planeta, há pessoas se dedicando ao estudo do ruído e seus efeitos sobre os indivíduos. Pesquisas apontam que a população está consciente de que o ruído ambiental existe e que é prejudicial à saúde; porém, os cidadãos, de modo geral, não reagem aos riscos ambientais e "assumem uma posição fatalista de resignação e deixam que as coisas sigam o seu curso"

(Giddens, 2002). Apesar de existir legislação sobre controle do ruído ambiental e prevenção de problemas de saúde decorrentes dele, a população, de forma geral, aceita esse agente insalubre como um mal necessário, consequência do progresso: "nada pode ser feito", é inerente à modernização (Ribas, 2007).

A percepção do ruído se dá em nível de *insight* intelectual na comunidade em geral (Ribas, 2007). Todos "sabem" que o ruído faz mal, causa perdas importantes para o indivíduo e degrada o meio ambiente. A mídia, a escola, a academia, os órgãos governamentais e outras entidades têm investido em informações que servem para educar a população, e pesquisas demonstram que existe conhecimento por parte das pessoas (Barbosa, 1992; Lacerda *et al.*, 2005). Porém, esse conhecimento é superficial, não tem modificado os comportamentos individual e coletivo. As pessoas sabem dos efeitos deletérios do ruído, porém continuam se expondo a ele em ambientes de trabalho, de lazer e mesmo no interior de suas residências.

Mas o organismo tem limites físicos para suportar a exposição ao ruído, que em excesso pode provocar surdez e desencadear outras doenças, inclusive as relacionadas à saúde mental. Infelizmente, os níveis de ruído a que as pessoas estão expostas nos grandes centros urbanos são elevados: nas ruas, no trabalho, nas escolas, no lazer e também nas residências (Hungria, 1995; Santos e Morata, 1994).

A exposição ao ruído intenso causa prejuízos à saúde humana, como os efeitos auditivos (perdas auditivas, zumbidos), efeitos cumulativos, efeitos secundários e terciários (estresse, risco de hipertensão e infarto etc.), além de efeitos socioculturais e econômicos (isolamento social, queda da qualidade acústica na vizinhança, depreciação do valor dos imóveis).

Entre os riscos ocupacionais à saúde, o ruído é o agente físico mais comum em ambientes de trabalho, e as clínicas, os consultórios e os laboratórios odontológicos também apresentam elevados níveis de pressão sonora (NPS) que podem comprometer a saúde dos profissionais expostos.

SAÚDE AUDITIVA

Entre os ambientes onde o ruído é um fator de risco potencial estão os consultórios e clínicas odontológicas, em que profissionais da odontologia podem sofrer com os efeitos deletérios do ruído ocupacional. Em razão dos prejuízos que o ruído ocupacional é capaz de causar à saúde dos profissionais da odontologia – assim como da importância do envolvimento do fonoaudiólogo na área da promoção da saúde auditiva –, discutiremos neste capítulo os efeitos do ruído como risco ambiental na área da odontologia, as consequências e a maneira como esses profissionais reagem a ele.

PERCEPÇÃO DE ALUNOS E PROFISSIONAIS DE ODONTOLOGIA SOBRE O RUÍDO NA PROFISSÃO

Um estudo recente da Universidade Tuiuti do Paraná (UTP) examinou o conhecimento e as percepções de odontólogos sobre a questão do ruído na profissão e os efeitos (Gonçalves, Lacerda e Oliva, 2008). Foram analisados 198 odontólogos do Paraná (ver tabelas 1 e 2), com idades entre 19 e 77 anos, com tempo de carreira variando de 1 a 53 anos. A tabela 1 apresenta os resultados obtidos por meio de entrevista.

Tabela 1 – Percepção e conhecimento dos odontólogos sobre o ruído nos consultórios

Conhecimento dos odontólogos	Freq. absoluta	Freq. relativa
Informações sobre ruído ocupacional durante a formação acadêmica	41	20,7
Conhecimento sobre os efeitos nocivos do ruído na saúde	127	64,1
Conhecimento sobre medidas preventivas dos efeitos do ruído	104	52,5
Utilização de proteção contra o ruído ocupacional	5	2,5
Considera seu trabalho ruidoso	150	75,7
Considera o ruído no trabalho de média ou alta intensidade	130	65,6
Não verifica o ruído do equipamento ao comprá-lo	136	68,7

Observou-se que a maioria dos odontólogos conhecia os efeitos nocivos do ruído na saúde, bem como as maneiras de se proteger desses efeitos; porém apenas 2,5% utilizavam proteção contra o ruído no trabalho e 68,7% não se preocupavam em verificar o nível de pressão sonora gerado pelos equipamentos que compram. Adiante, apresentamos os resultados de seu conhecimento sobre os efeitos da exposição ao ruído.

Na tabela 2, é possível verificar que quase a metade dos odontólogos (49,5%) sabia que o ruído ocupacional poderia causar perdas auditivas e, em menor proporção, conhecia outros efeitos adversos para a saúde.

Outro estudo da UTP (ver tabelas 3 e 4) com 43 estudantes do último ano de odontologia e que já desenvolvem atividades práticas na clínica-escola (Gonçalvez e Gonçalves, 2009). Investigou-se o conhecimento dos estudantes relacionados aos efeitos do ruído ocupacional sobre a saúde, e os resultados estão apresentados na tabela 3. Entre os estudantes, 95% acreditam que o ruído da clínica-escola é prejudicial à saúde.

Os estudantes relataram que são informados durante a formação (81%) sobre os efeitos do ruído, porém apenas 21% sabiam como evitar esses efeitos negativos e nenhum utilizava proteção auditiva durante os estágios, mesmo porque não eram fornecidas pela universidade (Gonçalvez e Gonçalves, 2009).

Tabela 2 – Conhecimento dos odontólogos sobre os efeitos do ruído ocupacional na saúde

Efeitos dos ruídos relatados	Freq. absoluta	Freq. relativa
Perda auditiva	98	49,5
Estresse	15	7,6
Zumbido	13	6,6
Irritabilidade	12	6,0
Cefaleia	8	4,0

Tabela 3 – Conhecimento dos estudantes de odontologia sobre o ruído

Conhecimento dos estudantes de odontologia	Freq. absoluta	Freq. relativa
Informações sobre ruído ocupacional durante a formação acadêmica	35	81,4
Conhecimento sobre os efeitos nocivos do ruído na saúde	39	90,7
Conhecimento sobre medidas preventivas dos efeitos do ruído	9	20,9
Utilização de proteção contra o ruído ocupacional	0	0
Sente o ruído no estágio como incômodo	14	32,5

Observou-se que os estudantes relataram, predominantemente, o estresse como efeito negativo da exposição ao ruído; e, em segundo lugar, a perda auditiva (Gonçalvez e Gonçalves, 2009). Outros efeitos do ruído apareceram entre os entrevistados, diferentes dos citados pelos odontólogos (ver tabela 2).

Tabela 4 – Percepção de estudantes de odontologia sobre os efeitos nocivos da exposição ao ruído

Percepção dos estudantes de odontologia	Freq. absoluta	Freq. relativa
Estresse	30	69,8
Perda auditiva	28	65,1
Dificuldade de concentração	15	34,9
Insônia	11	25,6
Não sei dizer	2	4,6
Não afeta a saúde	1	2,3

EXPOSIÇÃO AO RUÍDO NA PRÁTICA DA ODONTOLOGIA

A preocupação com os elevados níveis de pressão sonora produzida pelos equipamentos odontológicos por parte de pesquisadores iniciou-se em 1959, ano em que o Conselho de Saúde Dental (EUA) sugeriu a investigação auditiva pela exposição ao ruído na prática dentária. Como discutido por Berro e Nemr (2004), em 1974 foram analisadas as turbinas de alta-rotação, com intensidades que variavam de 75 dB a 100 dB à frequência de 9.000 Hz.

Diversos estudos têm constatado que os NPS nos consultórios odontológicos ultrapassam os limites considerados de conforto acústico (NR 17) e, em alguns casos, os limites máximos de tolerância que caracterizam um ambiente de trabalho como insalubre (NR 15) (Berro e Nemr, 2004; Regazzi et al., 2005).

Estudos recentes demonstram ainda a ocorrência de NPS elevados nos equipamentos odontológicos, como: nos equipamentos de alta rotação, 65 dB(NA) a 78,6 dB(NA); no amalgamador, 65,8 dB(NA) a 68 dB(NA); no sugador de alta potência, 68,8 dB(NA) a 72 dB(NA); no ultrassom para limpeza dos dentes, 75,8 dB(NA) a 88 dB(NA); e no motor de baixa rotação, 69,8 dB(NA) a 72 dB(NA) (Lehto, 1990).

Em pesquisa com turbina de alta rotação, Souza (1998) encontrou valores de 74,4 dB(A) a 95,7 dB(A) em duas diferentes marcas; outro estudo avaliou o ruído das peças de mão – micromotor de baixa rotação – e encontraram 78 dB(A) para a marca Kavo e 73 dB(A) para a marca Dabi (Lacerda et al., 2002). Outros equipamentos também são enquadrados no grupo de risco à audição: sugador normal, sugador bomba a vácuo, seringa tríplice e jato de bicarbonato. Sorainen e Rytkönen (2002) pesquisaram o ruído de peças de mão novas e velhas, encontrando de 76 dB(A) a 82 dB(A); para o compressor de ar, níveis de 77 dB(A); e para o sugador, 75 dB(A).

Na avaliação dos NPS realizada nos consultórios da clínica-escola da UTP, encontrou-se níveis máximos com variação de 75,8 dB(A) a 91,7 dB(A).

Pela NR 17, que se reporta à NBR 10.152, são estabelecidos os NPS apropriados para o desenvolvimento de atividades em recintos fechados: para consultórios odontológicos esses valores são de 35 dB(A) a 45 dB(A) quando sem ocupação, e de até 65 dB(A) quando há o desenvolvimento de atividades.

Segundo a NR 15, é considerada atividade ou operação insalubre aquelas executadas acima dos limites de tolerância estabelecidos, que para o ruído é de 85 dB(A) por um período de 8 horas por dia. O nível de ação para início de medidas preventivas de alterações auditivas, segundo a NR 9, é de ruído mensurado a partir de 80 dB(A), ou seja, dose de 0,5 (superior a 50%).

EFEITOS AUDITIVOS DA EXPOSIÇÃO AO RUÍDO ENTRE PROFISSIONAIS E ESTUDANTES DE ODONTOLOGIA E ÁREAS AFINS

A exposição ao ruído intenso é preocupante, pois pode acarretar alterações auditivas, dependendo da intensidade sonora e do tempo de exposição (Melnick, 1985). São elas:

- Trauma acústico: lesões decorrentes de exposição única a níveis muito elevados de pressão sonora, como uma explosão. Trata-se de uma lesão permanente e imediata, uni ou bilateral.
- Mudança temporária do limiar auditivo (MTLA): dificuldade auditiva que surge após exposição a ruído intenso por intervalo curto de tempo, acompanhado ou não de zumbido. A audição retorna aos limiares anteriores à exposição após repouso acústico.
- Perda auditiva induzida por ruído (PAIR): lesão permanente na audição após exposição repetida e prolongada a ruído intenso, acompanhada ou não de zumbido, podendo ser devido ao ruído ocupacional ou social (lazer, hábitos sonoros etc.).

Entre os sintomas auditivos relacionados à exposição ao ruído ocupacional, há referências às sensações como algiacusia, sensação de plenitude aural, dificuldade em localizar a fonte sonora e de compreender a fala e o zumbido (Zubick, 1980; Jerger e Jerger, 1989; Lehto, 1990).

No primeiro estudo realizado na UTP sobre alterações auditivas decorrentes do ruído associadas ao tempo de trabalho (Mota, 2005) foram encontradas perdas auditivas em 43,5% dos pesquisados. Outros estudos recentes avaliaram a audição dos dentistas também por audiometria tonal (Gonçalves, Lacerda e Oliva, 2008). De 198 odontólogos do Paraná, 27% apresentaram perdas auditivas neurossensoriais com configuração de entalhe acústico, sugestivas de indução por ruído; e 17,7% dos pesquisados sofriam de alterações auditivas com outras configurações, provavelmente por causas não ocupacionais.

Entre os estudantes, a irritabilidade e a cefaleia também foram as queixas não auditivas mais presentes.

CONSIDERAÇÕES FINAIS

Apesar de os odontólogos e estudantes perceberem o ambiente de trabalho como de risco, devido ao ruído, há pouca ação quanto à prevenção e proteção contra a perda auditiva. O conhecimento do risco não é suficiente para tomada de atitudes preventivas, o que indica a necessidade da disseminação de informações sobre as medidas de controle de risco existentes, apropriadas para o exercício das profissões na área odontológica. Entre elas estão a utilização de protetores auriculares, a manutenção dos equipamentos e aquisição daqueles com níveis de ruído reduzidos.

Recomenda-se a implementação de programas de preservação auditiva nessa categoria profissional e a incorporação de informações sobre os efeitos do ruído e de como proteger-se deles nas disciplinas da grade curricular durante a formação acadêmica. O monitoramento auditivo periódico desses profissionais é muito recomendado, por trabalharem expostos a níveis de pressão sonora elevados.

REFERÊNCIAS BIBLIOGRÁFICAS

BARBOSA, W. *Aspectos do ruído comunitário de Curitiba*. 1992. Dissertação. (Programa de Pós-Graduação do Departamento de Engenharia Mecânica) – Universidade Federal do Paraná, Curitiba.

BERRO, R. J.; NEMR, K. "Avaliação dos ruídos em alta frequência dos aparelhos odontológicos". *Revista CEFAC*, v. 6, n. 3, p. 300-5, 2004.

GIDDENS, A. *Modernidade e identidade*. Rio de Janeiro: Zahar, 2002.

GONÇALVES, C. G. O.; LACERDA, A. B. M.; OLIVA, F. C. "Impacto do ruído ocupacional na audição de odontólogos". Anais do XXIII Encontro Internacional de Audiologia, Itajaí, 2008.

GONÇALVEZ, G. A.; GONÇALVES C. G. O. *Percepção dos odontólogos sobre os efeitos do ruído ocupacional na sua saúde*. Projeto de Iniciação Científica 1.364/2008-9. Universidade Tuiuti do Paraná, Curitiba, 2009.

HUNGRIA, H. *Otorrinolaringologia*. Rio de Janeiro: Guanabara Koogan S.A., 1995.

JERGER, S.; JERGER, G. *Alterações auditivas: um manual para avaliação clínica*. São Paulo: Atheneu, 1989.

LACERDA, A. B. M. et al. "Nível de pressão sonora de um consultório odontológico: uma análise ergonômica". *Ciência e Saúde*, n. 26, FCBS 3, p. 17-24, 2002.

_____. "Reações psicossociais ao ruído urbano". *Revista Ambiente e Sociedade*, v. 8, n. 2, 2005.

LEHTO, T. "Dentists' hearing and exposure to high speed turbine dental drill noise". *Proceedings of the Finish Dental Society*, v. 86, n. 3-4, p. 115-25, 1990.

MELNICK, W. "Industrial hearing conservation". In: KATZ, J. *Handbook of Clinical Audiology*. 3. ed. Baltimore: The Willians and Wilkins Company, 1985, p. 535-52.

MOTA, S. S. R. "Limiares auditivos de cirurgiões-dentistas nas frequências de 250 a 16.000Hz". In: MORATA, T. C.; ZUCKI, F. (org.). *Caminhos para a saúde auditiva: ambiental-ocupacional*. São Paulo: Plexus Editora, 2005, p. 83-94.

NORMA BRASILEIRA – NBR 10.152. *Níveis de ruídos para conforto acústico*. Rio de Janeiro: ABNT, 1987.

NORMA REGULAMENTADORA – NR 9. Programa de prevenção de riscos ambientais. Capítulo V, Título II, da CLT. Programa de Prevenção de Riscos Ambientais. Portaria SSST n. 25, 29.12.1994.

NORMA REGULAMENTADORA – NR 15. Atividades e operações insalubres. Anexo I – Limites de tolerância para ruído contínuo ou intermitente. Portaria n. 3.214, 8.6.1978. In: *Segurança e medicina do trabalho*. São Paulo: Atlas, 1998, v. 16, p. 123-4.

NORMA REGULAMENTADORA – NR 17. Ergonomia. *Segurança e medicina do trabalho*. São Paulo: Atlas, 1996.

ORGANIZAÇÃO MUNDIAL DE SAÚDE – OMS. *International Classification of Impairments, Disabilities and Handicaps*. Geneva: World Health Organization, 1980.

REGAZZI, R. D. et al. "O risco de danos auditivos induzido por ruído ambiental, substâncias ototóxicas e o nexo causal". *O Mundo da Saúde*, v. 29, n. 2, p. 243-51, 2005.

RIBAS, A. *Reflexões sobre o ambiente sonoro da cidade de Curitiba: a percepção do ruído urbano e seus efeitos sobre a qualidade de vida de moradores dos setores especiais estruturais*. 2007. Tese (Programa de Pós-Graduação em Meio Ambiente e Desenvolvimento Urbano) – Universidade Federal do Paraná, Curitiba.

SANTOS, U.; MORATA, T. C. "Efeitos do ruído na audição". In: SANTOS, U. *Ruído: riscos e prevenção*. São Paulo: Hucitec, 1994.

SORAINEN, E.; RYTKÖNEN, E. "High-frequency noise in industry". *American Industrial Hygiene Association Journal*, n. 63, v. 2, p. 231-3, 2002.

SOUZA, H. M. M. R. *Análise experimental dos níveis de ruído produzido por peça de mão de alta rotação em consultórios odontológicos: possibilidade de humanização do posto de trabalho do cirurgião dentista*. 1998. 107 f. (Tese de Doutorado) – Escola Nacional de Saúde Pública, Fundação Oswaldo Cruz, Rio de Janeiro.

ZUBICK, H. H. et al. "Hearing loss and the high speed dental hand-piece". *American Journal of Publish Health*, v. 70, n. 6, p. 633-5, 1980.

| SEIS |

O risco de perda auditiva decorrente da exposição ao ruído associada a agentes químicos

Adriana Bender Moreira de Lacerda
Thais Catalani Morata

INTRODUÇÃO

A ototoxicidade ocasionada por medicamentos ou drogas terapêuticas tem sido objeto de estudo da audiologia há vários anos. Entretanto, apenas recentemente a ototoxicidade por agentes químicos ambientais encontrados no ar, água ou alimentos e nos locais de trabalho tornou-se interesse de audiologistas e outros profissionais da saúde.

Estudos têm mostrado que algumas toxinas podem alcançar a orelha interna por meio da corrente sanguínea. Elas foram encontradas nos fluídos da orelha interna causando danos em algumas estruturas e funções do aparelho auditivo. O dano, entretanto, não é exclusividade da cóclea: estudos indicam que efeitos retrococleares e centrais podem também estar vinculados a essas exposições (Ödkvist *et al.*, 1982 e 1987). O local da lesão, os mecanismos e a extensão do problema causado por essas toxinas variam de acordo com os fatores de risco que incluem o tipo de agente químico, as interações com outros agentes ototóxicos, o nível e a duração da exposição, semelhantes às drogas terapêuticas.

A interação sinérgica ou a potencialização de muitas toxinas com a exposição ao ruído tem sido relatada. Além disso, a detecção e o diagnóstico precoce do efeito ototóxico é um desafio para a audiologia. Essas recentes evidências têm proposto novas diretrizes e padronizações na prevenção da perda auditiva.

Neste capítulo, a exposição a agentes químicos ototóxicos presentes nos ambientes profissionais e seu efeito no sistema auditivo serão discutidos. Recentes diretrizes e legislações – assim como estratégias alternativas na prevenção dos efeitos auditivos ocasionados pela exposição combinada do ruído com os agentes químicos ototóxicos – serão examinadas.

PERDA AUDITIVA INDUZIDA POR RUÍDO (PAIR)

A perda auditiva induzida por ruído é uma condição específica com sintomas estabelecidos e objetivos encontrados. O Bureau Americano de Estatísticas do Trabalho identificou a PAIR como uma condição principal relacionada a trabalho (Bureau of Labor Statistics, 2002).

A NR 7, em seu Anexo I do Quadro II, define a perda auditiva por

> níveis de pressão sonora elevados como as alterações dos limiares auditivos, do tipo sensorioneural, decorrente da exposição ocupacional sistemática a níveis de pressão sonora elevados. Tem como características principais a irreversibilidade e a progressão gradual com o tempo de exposição ao risco. A sua história natural mostra, inicialmente, o acometimento dos limiares auditivos em uma ou mais frequências da faixa de 3.000 a 6.000 Hz. As frequências mais altas e mais baixas

poderão levar mais tempo para serem afetadas. Uma vez cessada a exposição, não haverá progressão da redução auditiva. (Brasil, 1998)

A prevalência da PAIR relacionada ao trabalho varia consideravelmente entre grupos ocupacionais. Estima-se que com dez ou mais anos de exposição ao ruído, 8% dos trabalhadores expostos a 85 dB(A), 22% dos trabalhadores expostos a 90 dB(A), 38% dos trabalhadores expostos a 95 dB(A) e 44% expostos a 100 dB(A) poderão desenvolver prejuízos auditivos (NIH, 1990). A PAIR está entre a causa mais comum de perda auditiva adquirida. O National Institute of Health americano calcula que aproximadamente um terço de todas as perdas auditivas podem estar atribuídas, ao menos em parte, à exposição ao ruído.

A incidência e o grau da PAIR podem variar entre grupos expostos a níveis correspondentes de ruído. A causa dessa variabilidade não é totalmente compreendida, mas acredita-se que possa ser multifatorial. Alguns desses fatores são: idade, sexo, raça e estado geral de saúde, tais como pressão sanguínea e o uso de certos medicamentos. Quando se faz uma investigação da ocorrência da perda auditiva adquirida, é essencial obter essas informações por meio de um questionário médico.

A idade é um fator importante quando se examina as desordens na audição. Os efeitos do ruído e a idade são um desafio para o diagnóstico, mas parecem ser aditivos. A audição pode diminuir com a idade, mas um indivíduo saudável não exposto a agentes ototraumáticos pode ter uma audição normal aos 65 anos de idade. A média dos limiares auditivos nas frequências 1, 2, 3 e 4 kHz para pessoas com 60 anos de idade não expostas ao ruído é de 17 dB(NA) para homens e de 12 dB(NA) para mulheres (ANSI, 1996).

Características externas ao indivíduo porém intrínsecas à exposição – tais como a duração, o grau ou a intensidade do risco – também interferem no efeito na audição. Certos fatores não acústicos, no local de trabalho, podem afetar a audição diretamente ou interagir com o ruído. Esses fatores são considerados possíveis colaboradores da variabilidade individual na suscetibilidade da PAIR (Phaneuf e Hetu, 1990; Morata, Franks e Dunn, 1994). A contribuição da vibração, das temperaturas extremas e dos agentes químicos na perda auditiva tem sido avaliada. Por exemplo, trabalhadores com a síndrome da vibração dos dedos brancos demonstraram ter maior perda auditiva que os trabalhadores expostos a níveis de ruído similares, mas sem vibração (Palmer, Griffin e Syddall, 2002).

O foco deste capítulo é a ototoxicidade de agentes químicos industriais e as suas interações com o ruído.

PERDA AUDITIVA INDUZIDA POR AGENTES QUÍMICOS

Antes de 1980 não existiam grupos ou programas de pesquisa que investigassem a perda auditiva induzida por agentes químicos de forma sistemática: somente estudos isolados relatavam esses efeitos. Esse cenário começou a mudar no início dos anos 1980, a partir de informações de grupos dedicados a investigações das propriedades neurotóxicas dos agentes químicos em animais (Pryor *et al.*, 1983).

Resultados de experimentos químicos indicaram que o tolueno pode afetar o sistema auditivo em experimentos com animais, mesmo sem a presença de ruído excessivo (Pryor *et al.*, 1983). Desde então, vários laboratórios de pesquisa têm se envolvido em investigações com as propriedades tóxicas de agentes, tais como: tolueno, estireno, xileno, etilbenzeno, n-hexano, tricloroetileno, mistura de solventes, monóxido de carbono, cianido de hidrogênio, chumbo e mercúrio.

A incidência da perda auditiva neurossensorial foi também reportada como maior do que a esperada em trabalhadores expostos simultaneamente ao ruído e a solventes. Um estudo longitudinal sueco, num período de vinte anos, sobre a audição de 319 funcionários revelou que uma grande proporção de trabalhadores de divisão química apresentou perda auditiva indenizável (23%) quando comparada à proporção de grupos expostos a ambientes sem a presença de agentes químicos (5% a 8%). Esse efeito foi encontrado, apesar de baixos níveis de ruído na divisão química – 80 dB(A) a 90 dB(A) – quando comparado com outras divisões – 95 dB(A) a 100 dB(A). Dessa maneira, a exposição a solventes industriais foi implicada como um fator de risco adicional para a ocorrência de perdas auditivas (Bergstrom e Nystrom, 1986).

Como os solventes orgânicos são conhecidos por seus efeitos neurotóxicos tanto para o sistema nervoso central quanto para o periférico, pesquisadores se baseiam na hipótese de que eles podem causar danos às células sensoriais e periféricas da cóclea. Um maior efeito no sistema auditivo central pode também ser observado nos indivíduos expostos aos solventes.

Recentes experimentos com animais confirmaram observações precoces: tanto tolueno, estireno, tricloroetileno, etilbenzeno, benzeno, cianeto de hidrogênio e monóxido de carbono interagem sinergicamente com o ruído ou potencializam os seus efeitos no sistema auditivo (Morata, 2003). Sabe-se também que alguns agentes químicos em altas concentrações podem afetar a audição, apesar da falta de exposição ao ruído.

Uma revisão sobre os efeitos dos solventes e suas aplicações foi publicada recentemente (Fuente e McPherson, 2006), e outras revisões anteriores também existem (Morata, 2003; Fechter e Pouyatos, 2005). Vários agentes ambientais e ocupacionais possuem propriedades ototóxicas e são, portanto, de interesse para a prática da audiologia. Eles estão descritos no quadro 1, na página seguinte.

Informações preliminares foram recebidas com ceticismo, particularmente porque os níveis de exposição necessários para observar um efeito em experimentos com animais foram bastante altos em relação aos limites de exposição permitidos. Em contraste, muitos trabalhos têm indicado que níveis bem menores observados na indústria foram suficientemente altos para ser associado com déficits auditivos (Morata *et al.*, 1993; Morioka *et al.*, 2000; Sliwinska-Kowalska *et al.*, 2003 e 2004).

Quadro 1 – Alguns agentes químicos encontrados no meio ambiente ou em ambientes de trabalho com propriedades ototóxicas, sozinhos ou em combinação com ruído

Classe	Agente
Solventes	Estireno
	Tolueno
	Tricloroetileno
	Xileno (p-xileno)
	Etilbenzeno
	Clorobenzeno
	Etanol
	n-hexano
	n-heptano
	n-propilbenzeno
	Alpha-metil-estireno
	Trans-beta-metil-estireno
	Alilbenzeno
	Dissulfeto de carbono
	Misturas de solventes
	Combustíveis
Metais	Chumbo
	Mercúrio
	Manganês
Asfixiantes	Monóxido de carbono (CO)
	Cianido de hidrogênio
	Acrilonitrilo
Outros	Bifenis policlorinados (PCBs)
	Pesticidas/inseticidas

A diferença entre o menor nível exposição necessário para causar efeito em humanos e ratos não tinha sido entendida até recentemente. Pesquisadores na França e na Dinamarca demonstraram em estudos com animais de laboratório que o nível de exposição a solventes necessários para que haja efeito é muito mais baixo quando está associado a outros estressores, tais como impacto do ruído, o monóxido de carbono (CO) ou a atividade física durante a exposição química (Lataye *et al.*, 2005; Lund, Kristiansen e Campo, 2003). Isso tem sugerido que efeitos auditivos dos solventes podem ter sido observados em baixas concentrações em humanos, porque geralmente eles estão expostos aos solventes em combinação com outros fatores, enquanto os experimentos com animais envolvem tipicamente exposições a solventes isolados.

IDENTIFICAÇÃO DA PERDA AUDITIVA CAUSADA POR EXPOSIÇÃO AO RUÍDO ASSOCIADA À EXPOSIÇÃO A AGENTES QUÍMICOS

Uma vez que a exposição ao ruído é frequente na maior parte dos setores ocupacionais, as desordens auditivas observadas entre os trabalhadores são comumente atribuídas somente à exposição ao ruído, sem considerar a possibilidade de efeitos de outros agentes. Os termos "perda auditiva ocupacional" e "perda auditiva relacionada a trabalho" são empregados como sinônimo de "perda auditiva induzida por ruído". Atualmente, fica evidente que isso não é sempre correto, porque os agentes químicos também podem estar implicados na perda auditiva ligada às condições de trabalho.

Em vários cenários o ruído coexiste com outros fatores que são potencialmente perigosos para a audição, por isso deve-se ter atenção antes de se identificar uma perda auditiva como PAIR. Ademais, quando se leva em consideração a possibilidade de que outros fatores ambientais e/ou ocupacionais podem afetar a audição, as iniciativas para a prevenção da perda auditiva ocupacional precisam ser reexaminadas e talvez ampliadas.

O teste audiológico usualmente utilizado nos estudos populacionais é a *audiometria de tom puro*. Audiogramas de pessoas expostas ao ruído frequentemente exibem perdas auditivas similares às resultantes de outros tipos de exposição ocupacional e, como o ruído é um problema comum em vários locais de trabalho, a perda auditiva pode ter sido atribuída erroneamente a ele.

A comparação dos descritores gerais da perda auditiva causada pelo ruído com a causada por agentes químicos revela a dificuldade no diagnóstico diferencial e na atribuição da origem. Nos estudos sobre ototoxicidade é conhecido que o local e a extensão da lesão variam de acordo com vários fatores de risco, os quais incluem o tipo de agente químico, interações, dosagem, método e duração de exposição, presença de condições físicas e outros fatores, como é o caso do ruído.

Os quadros 2 e 3 resumem os principais descritores baseados em achados sobre agentes ototóxicos investigados até agora.

Como já indicado, os efeitos dos agentes químicos ototóxicos não estão restritos à cóclea. As implicações para os indivíduos são sérias. Os resultados da audiometria de tom puro podem ocultar dificuldades auditivas. Os sons podem ser detectados (se intensos suficientemente para serem ouvidos), mas a qualidade deles – ou seja, a discriminação de seus componentes – pode estar comprometida, particularmente com a presença de ruído de fundo.

Quadro 2 – Descritores gerais dos efeitos ototóxicos dos agentes químicos encontrados nos experimentos com animais

Efeitos observados em diferentes espécies: ratazana, rato, porcos da Guinea (cobaia), macacos.
Principalmente lesão coclear.
Faixa média de frequência audiométrica.
Exposição ao ruído não é uma condição necessária para causar efeitos auditivos quando os animais foram expostos aos solventes, metais ou inseticidas, mas necessária quando expostos ao monóxido de carbono, cianido de hidrogênio ou acrilonitrilo.
Interação ruído/sinergismo.
Efeito cumulativo entre solventes.

Quadro 3 – Descritores gerais dos efeitos ototóxicos de agentes químicos encontrados no ambiente, estudos clínicos e de campo

Exposições ambientais (água contaminada, alimentos ou poeira etc.) e exposições ocupacionais a agentes químicos podem afetar o sistema auditivo.
Efeitos auditivos relatados após inalação intencional ou envenenamento acidental.
Prevalência elevada de perda auditiva, registrada em audiogramas de tom puro (perda audiométrica em alta frequência, de grau leve a moderado, bilateral).
Interação com o ruído não claramente identificada como sinérgica ou aditiva, devido às limitações na averiguação da história de exposição.
Lesões centrais, cocleares ou retrococleares.
Desempenho pior do que o esperado nos testes, que avaliam a porção mais central do sistema auditivo.

Quando a audiometria de tom puro é o único teste realizado, a análise das informações do questionário sobre dificuldades de discriminação da fala ou outros problemas auditivos inconsistentes com os limiares pode ajudar a detecção de alguns efeitos dos agentes químicos no sistema auditivo.

É importante que os profissionais que realizam testes auditivos estejam atentos aos trabalhadores que se queixam de dificuldades auditivas que não são detectadas nos resultados da audiometria de tom puro e que sugiram a realização de testes complementares, tais como: audiometria de altas frequências, emissões otoacústicas (EOA), testes de fala sensibilizada, de detecção de intervalos ou *Random gap detection test* (RGDT), de potencial evocado auditivo de tronco encefálico (PEATE), entre outros. A justificativa para essa recomendação é que esses testes podem diferenciar os efeitos do ruído dos efeitos dos agentes químicos (Morata e Little, 2002).

Além dos exames complementares, um importante elemento no diagnóstico da PAIR ou da perda auditiva por agentes químicos é obtido pela informação sobre o histórico da exposição, frequentemente obtido por meio de entrevistas ou questionário. Tais instrumentos devem incluir fatores de risco médicos e não médicos associados com a condição e a exposição a fatores de risco. As exposições ocupacionais de interesse são: ruído, agentes químicos, vibração e uso do equipamento de proteção individual.

As informações sobre as exposições não ocupacionais de interesse – como as atividades com o uso de arma de fogo, motocicleta, carros de corrida, o uso de aparelhos de amplificação sonora individual, bem como atividades extraocupacionais com exposição a solventes, asfixiantes e metais – também devem ser coletadas. A avaliação dos sintomas associados às desordens auditivas inclui perguntas sobre o estado auditivo e o equilíbrio (Morata e Little, 2002).

Perguntas sobre o status da audição podem incluir um componente de autoavaliação, com uma escala de ruim, regular, bom e excelente em situações diversas. Outras importantes questões são sobre o uso de próteses auditivas, medicação ototóxica e experiência de zumbido no ouvido. Perguntas sobre o equilíbrio focam os sintomas de vertigem, tontura, tendência a quedas, perda da consciência, náusea e vômitos, assim como pressão na cabeça. Sintomas associados com a vertigem incluem visão dupla ou borrada, sensação rotatória, cegueira, plenitude nas orelhas e dificuldade para caminhar no escuro (Morata e Little, 2002).

Poucos estudos sobre humanos têm avaliado o tempo mínimo necessário para que as exposições químicas desencadeiem efeitos auditivos, e existem ainda incertezas relativas: se é um processo agudo ou crônico. As pesquisas que avaliaram os efeitos dos solventes ao longo do tempo indicaram que a perda auditiva é observável de dois a três anos antes que a observável quando exposto somente ao ruído (Morata, 1989; Morata *et al.*, 1993). Outro estudo, no entanto, observou um efeito significativo dos solventes após cinco ou mais anos de exposição (Jacobsen *et al.*, 1993). Já o CO necessita de um tempo superior a dez anos de exposição para que algum efeito seja observado (Lacerda, 2007). Esse problema de latência certamente depende do agente ototóxico e das características da exposição; portanto, precisa de mais investigações.

ASPECTOS LEGISLATIVOS RELACIONADOS À PREVENÇÃO DA PERDA AUDITIVA

No Brasil, a exemplo de outros países, a legislação de saúde e segurança do trabalho só reconhece o ruído como agente ototraumático e só exige monitoramento da audição dos trabalhadores expostos a níveis de ruído acima dos limites de exposição permitidos – 85 dB(A). Consequentemente, apesar de existir uma numerosa população de trabalhadores exposta a outros agentes otoagressores na presença de ruído de fundo, apenas uma parcela, cuja exposição ao ruído for considerada excessiva, estará incluída nos programas de prevenção da perda auditiva.

Considerando-se a evidência de que outros agentes ambientais e/ou ocupacionais também são nocivos para a audição, pode haver um grande número de trabalhadores com necessidades de preservação auditiva. Atualmente, somente a Comunidade Europeia possui diretrizes sobre as emissões sonoras (2003/10 EC noise, Article 4 of Section II) e requer que a interação entre o ruído e as substâncias químicas ototóxicas seja levada em conta na avaliação do risco das populações expostas, mas o National Institute for Occupational Safety and Health (NIOSH) já fez recomendações similares (Franks *et al.*, 1996; NIOSH, 1998).

Na área médico-legal, a legislação, no que diz respeito à compensação, foi modificada na Austrália (Workcover Guides for the Evaluation of Hearing Impaired, June 2002) e no Brasil (Decreto n. 3.048, de maio de 1999), e a associação entre a exposição química em locais de trabalho e a perda auditiva são aceitas em pedidos de indenização. Nas normas brasileiras de saúde e segurança do trabalho recomendadas pelo Ministério do Trabalho e Emprego, o anexo I da NR 7 (Portaria n. 19, 1998) reconhece que, para o diagnóstico conclusivo, o diferencial ou a definição da aptidão para o trabalho, na suspeita de PAIR, deve-se levar em consideração – na análise de cada caso, além de outros fatores – a exposição ocupacional a outros agentes de risco.

ESTRATÉGIAS PARA PROGRAMAS DE PREVENÇÃO DE PERDA AUDITIVA EM LOCAIS DE TRABALHO

Agências de pesquisa internacionais têm identificado a exposição ao ruído associada à exposição a agentes químicos como uma prioridade na área de pesquisas, as quais terão um impacto futuro nos planos de novos estudos e na revisão de políticas preventivas (Prasher *et al.*, 2002). Nesse ínterim, algumas agências recomendam "melhores práticas" (*best practices*) para minimizar os efeitos auditivos diante de exposições a agentes físicos e químicos ototóxicos, as quais estão resumidas a seguir.

Avaliação e controle dos riscos

Como a maior parte dos programas de saúde ocupacional, os passos iniciais para os Programas de Prevenção da Perda Auditiva (PPPAs) são a avaliação e o controle dos riscos. Quando existe ruído ou produtos químicos no local de trabalho, medidas deverão ser tomadas para reduzir os níveis e/ou concentrações o máximo possível, para proteger os trabalhadores expostos e para monitorar a efetividade dessas intervenções.

O meio mais efetivo para prevenir as desordens auditivas causadas por agentes ambientais é remover ou atenuar a fonte de exposição do local de trabalho. Como exemplo, é possível citar os controles de engenharia ou a remoção dos trabalhadores do ambiente. Os benefícios das condições de trabalho saudável vão muito além da prevenção da doença.

Elegibilidade para Programas de Prevenção da Perda Auditiva

Estratégias preventivas utilizadas para proteger os trabalhadores da exposição ao ruído não os protegerão da exposição aos agentes químicos. Quando é evidente que agentes químicos no local de trabalho podem afetar a audição, as iniciativas de prevenção da perda auditiva podem ser igualmente necessárias em locais de trabalho onde a exposição é inferior a 85 dB(A).

Em geral, o programa de prevenção de risco ambiental apresenta o mapa de risco dos agentes isoladamente, contudo o monitoramento auditivo deverá levar em conta a interação entre os agentes de risco, objetivando a prevenção e/ou agravamento da PAIR. As instituições de pesquisa como a Conferência Americana dos Higienistas Industriais Governamentais ou American Conference of Governmental Industrial Hygienists (ACGIH, 1998-9) e o Exército Americano (US Army, 1998) recomendam a monitorização da audição dos trabalhadores expostos a contaminantes químicos industriais.

A publicação *Threshold Limit Values and Biological Exposure Indices (TLVs® and BELs®) da ACGIH* desde 1998 inclui uma nota na sessão "Ruído", em que afirma: "em ambientes onde a exposição ao tolueno, ao chumbo, ao manganês ou ao álcool n-butil ocorre, audiogramas periódicos são recomendados e devem ser cuidadosamente revisados". Ela também lista objetivos de desenvolver recomendações específicas e difundir informações para estratégias de prevenção de perda auditiva que não estão limitadas à exposição a níveis excessivos de ruído. Uma recomendação similar pode ser encontrada na norma 1.269 da Austrália/Nova Zelândia (2005), *Occupational Noise Management/Informative Appendix on Ototoxic Agents*, que sugere testes auditivos para aqueles expostos a agentes químicos ototóxicos.

Também, desde 1998, o Exército Americano começou a exigir considerações sobre exposições a agentes químicos para inclusão em programa de conservação auditiva, particularmente quando em combinação com o ruído de fundo (US Army, 1998). Mais recentemente, o Exército Americano recomendou monitoramento audiométrico para trabalhadores com exposição aerotransportada em 50% mais rigorosos critérios para limites de exposição ocupacional ao tolueno, xileno, estireno, n-hexano, estanho, dissulfeto de carbono, mercúrio, chumbo orgânico, hidrogênio canino, diesel combustível, querosene combustível, combustível de avião, combustível JP-8, aos pesticidas organofosforatos, agentes neurotóxicos da guerra química, indiferentemente do nível de ruído. O corte de 50%, embora arbitrário, assegurará a coleta de dados em níveis abaixo dos limites de exposição. Quando a exposição dérmica a esses agentes resulta em uma dose equivalente a 50% ou mais do limite de exposição ocupacional, audiogramas anuais são também recomendados. Quando um trabalhador participa de um programa de conservação da audição devido ao ruído excessivo, a revisão dos dados audiométricos é recomendada para verificação de um possível efeito aditivo, potencializador ou sinérgico entre a exposição ao ruído e a agentes químicos e, se necessário, para avaliação da necessidade da redução à exposição, ou ambas.

Quando a ototoxicidade química ainda não foi testada

A insuficiência de dados sobre ototoxicidade apresenta um desafio para os envolvidos na prevenção da perda auditiva para populações expostas a agentes químicos. Como podem os profissionais de saúde determinar se os efeitos auditivos observados são devidos a exposições a agentes químicos nos casos em que não foram testados para sua ototoxicidade? Uma proposta foi feita no Best Practices Workshop, realizado em 2002, sobre efeitos combinados de agentes químicos e ruído na audição (Morata, 2003). Recomendou-se a obtenção de informações sobre a toxicidade geral, nefrotoxicidade e neurotoxicidade do agente em questão (pois a maioria dos agentes químicos que afetam o sistema auditivo são potencialmente neurotóxicos e/ou nefrotóxicos). Além disso, devem ser obtidas informações das queixas das populações expostas, o que foi consenso entre os participantes (Morata, 2003).

A informação sobre a produção de radicais livres associada à exposição a determinado produto químico também pode ajudar na decisão de avaliar a ototoxicidade de um agente. A produção de radicais livres está relacionada a lesões celulares em diferentes sistemas orgânicos, considerados um mecanismo básico de toxicidade, fazendo parte de um mecanismo fundamental da PAIR (Ohinata *et al.*, 2000). A glutationa (GSH) é um importante antioxidante que limita o dano celular pelos radicais livres. Existe evidência que oferece suporte à hipótese de que a ototoxicidade da exposição ao ruído combinada com a exposição ao monóxido de carbono ou ao cianeto de hidrogênio é mediada pela formação de radicais livres (Rao *et al.*, 2001).

Em resumo, quando não existe informação a respeito do risco auditivo de exposição a um agente específico ou a uma combinação deles, devem ser buscadas informações quanto à toxicidade sobre agentes individuais existentes (exemplo: órgãos alvos comuns) ou sobre as combinações similares de exposição.

CONSIDERAÇÕES FINAIS

As práticas atuais para a preservação da audição não levam em conta o risco potencial para a audição proveniente da exposição química no local de trabalho. Esforços consideráveis ainda são necessários: no exame de outros agentes químicos ou classes deles concernentes ao risco auditivo; na disseminação de informações sobre esses riscos para trabalhadores, profissionais de saúde e aqueles envolvidos em políticas de saúde; no desenvolvimento de recomendações específicas; e cobrindo estratégias de prevenção da perda auditiva que não estejam limitadas a exposições a níveis excessivos de ruído. Apesar da evidência do risco, existe pouca atenção na comunidade audiológica para os riscos dos agentes químicos ambientais.

O argumento mais forte para a investigação da ototoxicidade de indústrias químicas é ainda, infelizmente, a alta ocorrência de perda auditiva ligada ao trabalho em países industrializados. Considerando o número de agentes químicos que são utilizados no ambiente de trabalho e as combinações de exposição possíveis, é necessário que clínicos e pesquisadores cada vez mais se envolvam no esforço de melhor avaliar e prevenir os riscos à audição causados pelas exposições a agentes químicos.

REFERÊNCIAS BIBLIOGRÁFICAS

AMERICAN CONFERENCE OF GOVERNMENTAL INDUSTRIAL HYGIENISTS – ACGIH. *Threshold Limit Values and Biological Exposure Indices for 1998--1999*. Cincinnati, 1998.

AMERICAN NATIONAL STANDARDS INSTITUTE – ANSI. *American National Standard: determination of occupational noise exposure and estimation of noise-induced hearing impairment*, Nova York, S3.44, 1996.

AUSTRALIA STANDARDS/NEW ZELAND STANDARDS – AS/NZS 1.269. *Occupational Noise Management/Informative Appendix on Ototoxic Agents requiring hearing tests for those exposed to ototoxic agents*, 2005.

BERGSTROM, B.; NYSTROM, B. "Development of hearing loss during long-term exposure to occupational noise. A 20-year follow-up study". *Scandinavian Audiology*, v. 15, p. 227-34, 1986.

BRASIL. Ministério da Previdência e Assistência Social. Decreto n. 3048, 12 abr. 1999.

BRASIL. Ministério do Trabalho e Emprego. *NR 7 – Programa de Controle Médico de Saúde Ocupacional*. Portaria n. 19, 9 abr. 1998.

BUREAU OF LABOR STATISTICS. *News Bureau of Labor Statistics USDL 02-687*. United States Department of Labor, Washington, dez. 2002. Disponível em: <http://www.bls.gov/iif/oshwc/osh/os/osnr0016.pdf>. Acesso em: 17 dez. 2009.

FECHTER, L. D.; POUYATOS, B. "Ototoxicity". *Environmental Health Perspectives*, v. 113, n. 7, p. A443-4, 2005.

FRANKS, J. R.; STEPHENSON, M. R.; MERRY, C. J. *Preventing occupational hearing loss – A practical guide*. Cincinnati: USDHHS, PHS, CDC, NIOSH, 1996, p. 96-110.

FUENTE, A.; MCPHERSON, B. "Organic solvents and hearing loss: The challenge for audiology". *International Journal of Audiology*, v. 45, n. 7, p. 367-81, 2006.

JACOBSEN, P. *et al.* "Mixed solvent exposure and hearing impairment: an epidemiological study of 3284 men: The Copenhagen male study". *Journal of Occupational and Environmental Medicine*, v. 43, p. 180-4, 1993.

LACERDA, A. B. M. *Effets de l'exposition chronique au monoxyde de carbone et au bruit sur l'audition*. 2007. Tese (Doutorado em Ciências Biomédicas) – Faculté des études supérieures, Université de Montreal.

LATAYE, R. et al. "Combined effects of noise and styrene on hearing: comparison between active and sedentary rats". *Noise and Health*, v. 7, n. 27, p. 49-64, 2005.

LUND, S. P.; KRISTIANSEN, G. B.; CAMPO, P. "Complex interaction determines the loss of hearing in rats exposed to chemicals and noise". *Unpublished observations, presented at the NoiseChem Meeting*. London, dez. 2003.

MORATA, T. C. "Study of the effects of the simultaneous exposure to noise and carbon disulfide on workers' hearing". *Scandinavian Audiology*, v. 18, p. 53-8, 1989.

_____. "Chemical exposure as a risk factor for hearing loss". *Journal of Occupational and Environmental Medicine*, v. 45, p. 676-82, 2003.

MORATA, T. C. et al. "Occupational exposure to organic solvents and noise: effects on hearing". *Scandinavian Journal of Work, Environment & Health*, v. 19, n. 4, p. 245-54, 1993.

_____. "Unmet needs in occupational hearing conservation". *The Lancet*, v. 344 (8920), p. 479, 1994.

MORATA, T. C.; LITTLE, M. B. "Suggested guidelines for studying the combined effects of occupational exposure to noise and chemicals on hearing". *Noise and Health*, v. 4, n. 14, p. 73-87, 2002.

MORIOKA, I. et al. "Evaluation of combined effect of organic solvents and noise by the upper limit of hearing". *Industrial Health*, v. 38, n. 2, p. 252-7, 2000.

NATIONAL INSTITUTE FOR OCCUPATIONAL SAFETY AND HEALTH, NIOSH. "Criteria for a recommended standard. Occupational exposure to noise". *Revised criteria*. Cincinnati: USDHHS, PHS, CDC, NIOSH, 1998, p. 98-126.

NATIONAL INSTITUTES OF HEALTH. "Noise and hearing loss". NIH Consensus Development Conference. Consensus Statement, jan. 1990.

ÖDKVIST, L. M. et al. "Otoneurological and audiological findings in workers exposed to industrial solvents". *Acta Otolaryngologica Supplementum*, v. 386, p. 249-51, 1982.

_____. "Audiological and vestibulo-oculomotor findings in workers exposed to solvents and jet fuel". *Scandinavian Audiology*, v. 16, p. 75-81, 1987.

OHINATA, Y. et al. "Glutathione limits noise-induced hearing loss". *Hearing Research*, v. 146, n. 1-2, p. 28-34, 2000.

PALMER, K. T. et al. "Raynaud's phenomenon, vibration induced white finger, and difficulties in hearing". *Journal Occupational and Environmental Medicine*, v. 59, p. 640-2, 2002.

PARLAMENTO EUROPEU E O CONSELHO DA UNIÃO EUROPEIA. Diretiva 2003/10/CE, de 6 de Fevereiro de 2003. Décima sétima diretiva especial na acepção do n. 1 do artigo 16 da Diretiva 89/391/CEE. Bruxelas, 2003.

PHANEUF, R.; HETU, R. "An epidemiological perspective of the causes of hearing loss among industrial workers". *Journal of Otolaryngology*, v. 19, p. 31-40, 1990.

PRASHER, D. et al. "NoiseChem: An European Commission research project on the effects of exposure to noise and industrial chemicals on hearing and balance". *Noise and Health*, v. 4, n. 14, p. 41-8, 2002.

PRYOR, G. T. et al. "Transient cognitive deficits and high frequency hearing loss in weanling rats exposed to toluene". *Neurobehav Toxicol Teratol*, v. 5, p. 53-7, 1983.

RAO, D. B. et al. "Free radical generation in the cochlea during combined exposure to noise and carbon monoxide: an electrophysiological and an EPR study". *Hearing Research*, v. 161, n. 1-2, p. 113-22, 2001.

SLIWINSKA-KOWALSKA, M. et al. "Ototoxic effects of occupational exposure to styrene and coexposure to styrene and noise". *Journal of Occupational Environment Medicine*, v. 45, p. 15-24, 2003.

SLIWINSKA-KOWALSKA, M. et al. "Effects of coexposure to noise and mixture of organic solvents on hearing in dockyard workers". *Journal of Occupational Environment Medicine*, v. 46, n. 1, p. 30-8, 2004.

UNITED STATES ARMY. "Hearing Conservation Program". Dept. of the Army Pamphlet 40-501, Washington: Headquarters, Department of the Army, 1998.

WORKCOVER NEW SOUTH WALES. *WorkCover Guides for the Evaluation of Permanent Impairment*, Sydney, dez. 2001.

PARTE TRÊS

Abordagens na prática da prevenção de perdas auditivas

| SETE |

Incorporando o conhecimento, as opiniões e as atitudes do trabalhador na promoção da saúde auditiva

Luciana Bramatti
Ane Gleisi Vivan
Fernanda Zucki

INTRODUÇÃO

A exposição a elevados níveis de pressão sonora tem se intensificado em todo o mundo com o passar dos anos. Entretanto, nas últimas décadas, o ruído se transformou numa das principais formas de poluição, acarretando consequências muitas vezes irreversíveis, como a perda auditiva que é a mais notória e mensurada por profissionais da área da saúde (Mendes, 1995; Kwitko, 2001).

A perda auditiva induzida por ruído (PAIR) é uma das doenças ocupacionais mais comuns e de maior ocorrência nos países industrializados. Os trabalhadores acometidos por ela estão sujeitos a: isolamento social, resultado de uma comunicação prejudicada com a família e amigos; diminuição na habilidade de monitorar o ambiente de trabalho (sinais de advertência); maior risco de acidentes no local de trabalho; e comprometimento da qualidade de vida em função do zumbido inflexível (Mendes, 2003; NIOSH, 1996).

Por essas consequências adversas ocasionadas pela mudança no ritmo e mecanização do trabalho, como a indesejável exposição ao ruído, os trabalhadores passaram a ter suas condições ocupacionais revistas à medida que as primeiras leis trabalhistas – por exemplo, as referentes a prevenção de perdas auditivas – se consolidaram (NIOSH, 1996). No Brasil, Programas de Conservação Auditiva estão previstos na NR 9 (Programa de Prevenção de Riscos Ambientais – PPRA, DOU dez. 1994), e na Portaria 19 do Ministério do Trabalho e Emprego (de 9.4.1998 – Diretrizes e parâmetros mínimos para avaliação e acompanhamento da audição em trabalhadores expostos a níveis de pressão sonora elevados, DOU, 22.4.1998) e pelo Anexo I do Quadro II da NR 7 (PCMSO), que objetiva "a preservação da saúde e da integridade dos trabalhadores, através da antecipação, reconhecimento, avaliação e consequente controle da ocorrência de riscos ambientais existentes ou que venham a existir no ambiente do trabalho". Recebem a denominação de Programas de Conservação Auditiva (PCAs) os conjuntos de medidas desenvolvidas com o objetivo de prevenir a instalação ou evolução de perdas da audição (Morata e Santos, 1994).

O PCA trabalha com a adoção de medidas de redução de riscos ambientais por meio de proteção coletiva, monitora os níveis de pressão sonora, modifica ou substitui equipamentos que elevam o nível de ruído, fornece equipamento de proteção adequado, conscientiza trabalhadores quanto ao seu uso e monitora a audição, como medida de controle e avaliação de sua efetividade.

Além das medidas técnicas para avaliação e controle da exposição nociva e do acompanhamento médico, estão também previstos por lei treinamentos e ações educativas. Conforme essa legislação (item 1.2 da NR 7), a empresa deverá fornecer subsídios para a adoção de programas que visem à prevenção da perda auditiva induzida por níveis de pressão sonora elevados e a conservação da saúde auditiva dos trabalhadores. Deverá adotar ainda condutas preventivas (item 6), promover a implantação, o aprimoramento e o controle de programas que impeçam a progressão da perda auditiva do trabalhador já acometido e de outros expostos ao risco, levando-se em consideração o disposto na NR 9 (item 9.3.6).

Segundo a Ordem de Serviço do Instituto Nacional de Seguridade Social (INSS/DAF/DSS), n. 608, de 5 de agosto de 1998 – que aprova a Norma Técnica sobre Perda Auditiva Neurossensorial por Exposição Continuada a Níveis Elevados de Pressão Sonora de Origem Ocupacional –, é de responsabilidade da empresa e dos profissionais envolvidos implementar e gerenciar programas que visam não só à prevenção, mas também à progressão da perda auditiva do trabalhador exposto a níveis elevados de pressão sonora.

Pesquisadores e profissionais de audiologia que atuam na área de saúde do trabalhador indicam que funcionários e gerentes devem ser educados e treinados para os PCAs, bem como sobre o papel a ser desempenhado nos programas preventivos. Orientação e treinamento apropriados permitem avanço no cumprimento dos objetivos do programa, aumentando a chance de consolidação e sucesso (Royster e Royster, 1990).

O objetivo deste capítulo é examinar alternativas para avaliar conhecimento, opiniões e atitudes dos trabalhadores sobre os efeitos do ruído à audição, assim como utilizar essas informações na promoção da saúde auditiva no âmbito ocupacional.

QUESTIONÁRIOS

Um tipo de instrumento que pode ser utilizado para a obtenção de informações sobre o conhecimento, opiniões e atitudes dos trabalhadores é o *questionário*, que apresenta parâmetro para: avaliar o nível de conhecimento de trabalhadores acerca do ruído e da proteção auditiva; estimar o alcance e a efetividade do treinamento realizado; revelar os pontos fortes e fracos do programa educativo e, consequentemente, a eficácia do PCA. A elaboração cautelosa desse tipo de instrumento determinará o alcance das metas inicialmente propostas para o PCA. Nesse sentido, o processo de elaboração de um questionário deve ser composto por rotinas de pesquisa de campo, que deem à equipe responsável pelo PCA, subsídios suficientes para conhecer a realidade do público-alvo a que o questionário será aplicado, como hábitos de vida, saúde, nível de instrução, entre outros.

Um questionário pode apresentar diferentes tipos de formatação, entre as mais utilizadas estão a do tipo aberta ou fechada. A formatação do tipo aberta tem caráter flexível e permite que o entrevistador tenha maior controle sobre a dinâmica de aplicação e conteúdo do instrumento. Já o questionário fechado apresenta características predeterminadas, como sequência e conteúdo das perguntas. Assim, é importante que a equipe responsável pela escolha do tipo de questionário e elaboração conheça, além do público-alvo, os aspectos da pesquisa, para que – munidos de informações acerca da patologia investigada, das variáveis de risco conhecidas – criem um instrumento forte o suficiente para ser utilizado.

Um exemplo de questionário sobre a saúde auditiva no trabalho é o de Purdy e Williams (2002), denominado "Ruído no trabalho" (*Noise at work*). As respostas são dadas em uma escala Likert de 1 a 5, com as respostas variando de "concordo plenamente" (resposta número 1) a "discordo totalmente" (resposta número 5). Esse questionário é composto por cinco áreas temáticas principais:

1. Percepção de benefícios de uma ação preventiva.
2. Percepção de obstáculos para ação preventiva (conforto, atenuação de sons importantes, comunicação, conveniência e disponibilidade).
3. Percepção de autoeficácia (a capacidade de reduzir a própria exposição ao ruído e/ou proteger sua audição).
4. Atitudes em relação ao ruído.
5. Percepção de suscetibilidade à perda auditiva.

Outro instrumento similar já traduzido para o português foi o "Crenças e atitudes sobre proteção auditiva e perda auditiva", desenvolvido e validado por pesquisadores do NIOSH (1996) e posteriormente descrito em demais estudos (Stephenson *et al.*, 1999; Svensson *et al.*, 2004; Sartori, 2005; Bramatti, 2007 e 2008; Vivan, 2007 e 2008). Esse questionário, que possui duas versões para teste e reteste, avalia crenças e atitudes dos trabalhadores sobre a prevenção da perda auditiva e o modo que se utiliza o protetor auditivo, verificando dez áreas temáticas: (1) percepção de suscetibilidade para adquirir perda auditiva, (2) percepção da severidade das consequências de perda auditiva, (3) percepção de benefícios de uma ação preventiva, (4) percepção de obstáculos para ação preventiva (conforto), (5) percepção de obstáculos para ação preventiva (atenuação de sons importantes), (6) percepção de obstáculos para ação preventiva (comunicação), (7) percepção de obstáculos para ação preventiva (conveniência e disponibilidade de proteção auditiva), (8) intenções de comportamento, (9) normas sociais, (10) autoeficácia.

As respostas também são dadas em uma escala Likert de 1 a 5, variando de "concordo plenamente" (resposta número 1) a "discordo totalmente" (número 5). As instruções dadas para o preenchimento orientam o trabalhador a marcar a alternativa que melhor descreve sua opinião sobre a frase, não existindo, assim, respostas certas ou erradas.

Sartori (2004) utilizou este questionário em pesquisa realizada com funcionários de uma indústria de extração de óleo vegetal em Santa Catarina, cujo objetivo foi avaliar o conhecimento e o comportamento dos trabalhadores em relação à exposição ao ruído existente na empresa. Essa informação serviria de base para a proposição de medidas eficazes na prevenção de perdas auditivas. A população estudada foi composta por 73 funcionários expostos a níveis de ruído elevados, sendo 49 com exposição diária a ruído, variando de 81 dB(A) a 95,8 dB(A). Os resultados obtidos nessa pesquisa forneceram, por exemplo, indicação de que os trabalhadores expostos a ruído se consideram mais suscetíveis a adquirir uma perda auditiva, apresentam comportamentos de prevenção, além de perceberem melhor os benefícios de ações preventivas e considerarem menor o número de obstáculos para a implantação dessas ações. Esses mesmos trabalhadores, expostos a ruído, consideraram que os protetores auriculares não atenuam sons importantes, porém demonstraram maior conhecimento sobre quando devem utilizá-los ou substituí-los. O uso do questionário sobre crenças e atitudes relacionadas ao ruído e à prevenção de perdas auditivas permitiu a avaliação do sucesso do programa e da identificação de seus pontos fortes e fracos.

Estudo semelhante – e que também utilizou o referido questionário como instrumento – foi promovido por Svensson et al. (2004) na Suécia, onde foram examinadas as convicções e atitudes de trabalhadores sobre audição e prevenção de perda auditiva e, em particular, como isso afetaria o uso do protetor auricular. Os pesquisadores compararam ainda esses dados com a exposição ao ruído, habilidade auditiva e idade.

O questionário "Crenças e atitudes sobre proteção auditiva e perda auditiva" foi também utilizado por Vivan (2007) em sua pesquisa que teve como objetivo verificar o conhecimento de trabalhadores de uma indústria de alimentos sobre ruído e seus efeitos. Foram avaliados e entrevistados cem funcionários, selecionados randomicamente. Iniciou-se a pesquisa com a realização da avaliação audiométrica e, em seguida, a aplicação do questionário. Foram observadas correlações estatisticamente significativas entre a área temática "percepções de obstáculos para ação preventiva (conforto)" e o nível de ruído no setor de trabalho; entre "percepção de obstáculos para ação preventiva (comunicação)" e o resultado da audiometria; entre "percepção de obstáculos para ação preventiva (conveniência e disponibilidade)" e o setor de trabalho; entre a área temática "autoeficácia" (ou crença que o indivíduo tem na própria capacidade de proteger sua audição) e o resultado da audiometria; e, ainda, entre a "autoeficácia" e o tempo de empresa. Os resultados encontrados nesse trabalho demonstram a efetividade do programa de conservação auditiva, que é desenvolvido na empresa, bem como o conhecimento dos funcionários referente à audição e à proteção auditiva, e alguns dos pontos fracos a serem ainda trabalhados. Esse conhecimento obtido por meio do questionário ofereceu subsídios aos profissionais de saúde para melhorar as ações preventivas na empresa.

TREINAMENTO E AÇÕES EDUCATIVAS E AVALIAÇÃO DE SEU IMPACTO

Para o pleno desenvolvimento e concretização do PCA e das ações educativas pertinentes, é importante que os trabalhadores compreendam sua organização e estrutura, participando ativamente das etapas que o compõem:
- exigências para o padrão de ruído ocupacional;
- efeitos do ruído na audição (como o ruído causa uma perda no audiograma e o impacto da PAIR na vida cotidiana);
- política da empresa para a eliminação do ruído considerado perigoso, os controles de ruído já implementados e os planejamentos futuros;
- monitoração dos procedimentos, do ruído no ambiente de trabalho e de como são aplicados os sinais de advertência;
- treinamento sobre protetores auditivos:
  > uso dos protetores;
  > os tipos de protetores disponíveis (vantagens e desvantagens de cada um);
  > seleção e cuidado dos protetores;
  > métodos para resolver problemas comuns associados ao uso de protetor (incluindo a supervisão prática para o próprio ajuste dos protetores auditivos);
- audiometria:
  > discussão sobre o papel da audiometria na prevenção da perda de audição (AOMA, 1987; Royster e Royster, 1990; NIOSH, 1996).

As estratégias para utilização em treinamentos dependem das características da população-alvo, das condições proporcionadas pela empresa e, principalmente, das metas a serem alcançadas. E, como em qualquer área de atuação, os profissionais envolvidos devem buscar o reconhecimento da população-alvo e as características das exposições para definir a política adequada do programa de prevenção (Nudelmann et al., 2001).

As informações a respeito de prevenção auditiva devem ser veiculadas, seja em forma de treinamento ou situações motivacionais, com uso de linguagem adequada e interessante, para que a importância da proteção seja memorizada com o passar do tempo (Berger, 2001; Gabas, 2007).

Nesse sentido, é possível criar programas educacionais (voltados à aquisição de conhecimentos) e programas de motivação (destinados ao autoconhecimento e percepção de si mesmo e do outro) para os trabalhadores. Esses programas podem apresentar caráter de incentivo positivo ou negativo. No caso de incentivo positivo, seriam criadas competições entre departamentos e oferecidos prêmios àqueles que melhor usassem sua proteção. No caso do incentivo negativo, seriam aplicadas sanções aos indivíduos que não usassem adequadamente sua proteção (Morata e Carnicelli, 1988).

Autores têm relatado, em suas pesquisas, que a utilização de mensagens emocionais para a veiculação de um determinado tema promove nas pessoas maior envolvimento, fazendo que o ensino seja melhor internalizado (Flora e Maibach, 1990).

O uso de mensagens positivas e negativas em diversos contextos de saúde foi pesquisado por Reeves et al. (1991). Eles concluíram que os participantes da pesquisa se mostraram mais atentos para anúncios positivos; entretanto, a memória era melhor para anúncios negativos.

De modo geral, as mensagens negativas, com base em emoções como o medo, podem extrair mudanças de comportamento de saúde nas pessoas que as recebem. Contudo, faz-se necessário destacar que o uso de estratégias que utilizem o medo ou demais emoções – e suas reais implicações nos indivíduos – é significativamente menos pesquisado (Nabi, 2002).

O treinamento e a motivação dos trabalhadores em relação à conservação auditiva são as melhores ferramentas para a utilização adequada e para a eficácia dos protetores auriculares. Veicular ideias e informações que sejam suficientemente motivadoras para que o trabalhador faça uso constante do protetor auricular é uma verdadeira ciência e depende de um bom trabalho de desenvolvimento das ideias na empresa, bastante criatividade e aprovação de orçamento para material de treinamento (Bernardi, 2003).

Equipes gestoras do PCA têm incorporado as ações de trabalho à realização de pesquisas com os trabalhadores antes e depois de um processo de treinamento sobre saúde auditiva, em que os dados coletados proporcionam à equipe conhecimento sobre a realidade dos trabalhadores, a capacidade que o treinamento possui de influenciar ou não suas atitudes e comportamentos, bem como a melhoria e consolidação da prevenção da perda auditiva (Stephenson et al., 1999).

Faz-se necessário atentar para o fato de que questões pessoais também podem influenciar no sucesso do PCA. Estudos têm demonstrado que o uso de protetor auricular é significativamente influenciado pela percepção de autoeficácia, pelo nível de irritação causado pelo ruído, pelas percepções de barreiras e de benefícios relativos ao uso de protetores e pela suscetibilidade à perda auditiva.

A relação entre exposição a ruído e autoeficácia vem sendo estudada e descrita por diferentes pesquisadores. Autoeficácia é utilizada como importante ferramenta para o uso de protetor auditivo e também para as pessoas determinarem se utilizarão outros meios para redução da exposição ao ruído. Entende-se por autoeficácia o grau em que o indivíduo acredita ser capaz de atingir determinado objetivo, que, no caso da saúde auditiva, seria a crença do trabalhador em sua própria capacidade de prevenir a ocorrência de uma perda auditiva (Lusk et al., 1995; Melamed et al., 1996; Kerr et al., 2002; Lusk et al., 1997).

As crenças pessoais são influenciadas por fatores determinantes, como o nível de ruído do setor de trabalho, tempo de empresa e o resultado audiométrico. As correlações estabelecidas entre autoeficácia, nível de ruído e avaliação audiométrica têm se mostrado pertinentes, à medida que o indivíduo pode perceber-se mais vulnerável. Ao ser informado sobre o resultado da audiometria aliado a informações claras sobre ela, o trabalhador passa a reconhecer a importância de seu papel no processo de prevenção, promovendo assim, a percepção da autoeficácia.

O tempo de empresa tem se mostrado um fator importante para a construção desse conceito, pois quanto maior o tempo de empresa, maiores são: o tempo de uso do protetor; o número de participações nas atividades relacionadas a treinamentos, palestras, integrações; o número de avaliações audiológicas; a integração do trabalhador com as ações do PCA; e a capacidade de agregar novos conhecimentos e atitudes ante a saúde auditiva (Svensson et al., 2004; Sartori, 2005; Bramati, 2007; Vivan, 2007).

Está claro que o foco primário do treinamento do PCA é o trabalhador. Ele precisa ser informado sobre a existência do programa na empresa, sobre os objetivos, benefícios e exigências do PCA desde o momento em que é admitido. Já a administração da empresa precisa conhecer os fundamentos legais e ocupacionais do programa para que possa efetivamente promover a prevenção da perda auditiva e, principalmente, estar ciente das implicações que um descumprimento ou interrupção de um PCA são capazes de ocasionar (Royster, 1990).

Desse modo, o processo de educação e treinamento em um PCA deve ser contínuo, assim como a criteriosa análise e gerenciamento, para que as particularidades, quando observadas, possam ser devidamente trabalhadas.

Questionários como os descritos anteriormente podem ser usados não somente para planejar ações educativas, como também para avaliar o sucesso das medidas adotadas, ou seja, a eficácia do PCA.

Nessa linha, Bramatti (2007) realizou um estudo que teve por objetivo avaliar o conhecimento adquirido por trabalhadores de uma empresa frigorífica após uma ação educativa sobre proteção auditiva. Foram comparadas atitudes, intenções e comportamentos de proteção da audição adotados por 61 trabalhadores pré e pós-treinamento, em que a efetividade das mensagens por meio de estímulos positivos foi avaliada. Utilizou-se o questionário "Crenças e atitudes sobre proteção auditiva e perda auditiva", aplicado antes e depois da intervenção na forma de treinamento coletivo. A autora relatou que o treinamento realizado ocasionou mudanças significativas na percepção de benefícios e de obstáculos de uma ação preventiva em comparação ao grupo de trabalhadores que não recebeu treinamento (gráfico 1), e que o uso de um questionário sobre as crenças e atitudes permite a identificação de temas que necessitam de maior atenção nas ações educativas (Bramati, 2007).

Os questionários oferecem informações qualitativas sobre os aspectos que influenciam decisões referentes ao risco da perda auditiva e medidas preventivas, e sobre as possíveis implicações de atitudes e comportamentos de acordo com o resultado audiométrico. Essas informações podem ser usadas para identificação de lacunas no conhecimento por parte dos trabalhadores, ou para desfazer equívocos, contribuindo para a melhoria das ações educativas.

O uso de procedimentos e instrumentos, como os relatados neste capítulo, é recomendado para profissionais e pesquisadores que atuam na área de saúde auditiva, pois um PCA efetivo pode, além de prevenir a perda da audição, melhorar o bem-estar dos trabalhadores e a qualidade da produção, assim como reduzir a incidência de doenças relacionadas ao estresse (Svensson et al., 2004).

Percebe-se a necessidade de que os PCAs sejam revistos pela legislação brasileira e passem realmente a ser cobrados pelos profissionais que os desenvolvem. O fonoaudiólogo, um dos profissionais

Gráfico 1 – Comparação dos escores médios das respostas dos questionários A (antes do treinamento) e B (depois do treinamento) por área temática: 1 = Percepção de suscetibilidade de adquirir uma perda auditiva; 2 = Percepção da severidade das consequências de perda auditiva; 3 = Percepção de benefícios de uma ação preventiva; 4 = Percepção de obstáculos para ação preventiva (conforto); 5 = Percepção de obstáculos para ação preventiva (atenuação de sons importantes); 6 = Percepção de obstáculos para ação preventiva (comunicação); 7 = Percepção de obstáculos para ação preventiva (conveniência e disponibilidade dos protetores); 8 = Intenções de comportamento; 9 = Normas sociais; e 10 = Autoeficácia.

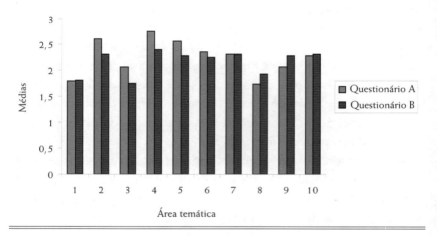

que integra a equipe do PCA, deve não somente realizar os exames audiométricos mas também gerenciar, monitorar, orientar e promover a educação desses trabalhadores no que se refere à prevenção da audição (Sartori, 2005).

CONSIDERAÇÕES FINAIS

Este capítulo teve por objetivo examinar alternativas para se avaliar o conhecimento, as opiniões e atitudes dos trabalhadores sobre os efeitos do ruído à audição, e como utilizar essa informação na promoção da saúde auditiva no âmbito ocupacional.

Um dos temas abordados – a utilização de questionário como instrumento integrante da avaliação do conhecimento e comportamentos de trabalhadores – é recomendado para profissionais e pesquisadores das áreas de saúde no trabalho e fonoaudiologia, na avaliação de suas iniciativas na área preventiva.

REFERÊNCIAS BIBLIOGRÁFICAS

AOMA – AMERICAN OCCUPATIONAL MEDICINE ASSOCIATION, NOISE AND HEARING CONSERVATION COMMITTEE. "Guidelines for the conduct of an occupational hearing conservation program." *Journal of Occupational Medicine*, n. 29, v. 12, p. 981-2, 1987.

BERGER, E. S. "The ardent hearing conservationist". *Spectrum Suppl.* v. 18, n. 1, p. 17-8, 2001.

BERNARDI, A. P. A. *Audiologia ocupacional*. São José dos Campos: Pulso, 2003.

BRAMATTI, L. *Ações educativas com enfoque positivo em programa de conservação auditiva e sua avaliação*. 2007. Dissertação (Mestrado em Distúrbios da Comunicação) – Universidade Tuiuti do Paraná, Curitiba.

BRAMATTI, L.; MORATA, T. C.; MARQUES, J. M. "Ações educativas com enfoque positivo em programa de conservação auditiva e sua avaliação". *Revista CEFAC*, São Paulo, v. 10. n. 3, p. 398-408, 2008.

BRASIL. Norma Regulamentadora n. 7 do Capítulo V, Título II, da CLT. Programa de Controle Médico de Saúde Ocupacional. Última alteração realizada em 9 de maio de 1994 pela Portaria da SSMT n. 8.

_____. Norma Regulamentadora n. 9 do Capítulo V, Título II, da CLT. Programa de Prevenção de Riscos Ambientais. Última alteração realizada em 31 de dezembro de 1994 pela Portaria da SSMT n. 25.

_____. Ordem de Serviço n. 608, de 5 de agosto de 1998. Aprova a Norma Técnica sobre perda auditiva neurossensorial por exposição a níveis elevados de pressão sonora de origem ocupacional do Instituto Nacional de Serviço Social de 5 de agosto de 1998.

BRASIL. Portaria n. 19, 9 abr. 1998. Estabelece diretrizes e parâmetros mínimos para a avaliação e acompanhamento da audição dos trabalhadores expostos a níveis de pressão sonora elevados. NR-7. Programa de Controle Médico de Saúde Ocupacional. *Diário Oficial da União*, p. 21.278, 30 dez. 1994.

FLORA, J. A.; MAIBACH, E. W. "Cognitive responses to AIDS information: The effects of issue involvement and message appeal". *Communication Research*, n. 17, p. 759-74, 1990.

GABAS, G. "Escute bem e proteja-se". *Revista Proteção*, n. 181, p. 54-61, 2007.

KERR, M. J.; BROSSEAU, L.; JOHNSON, C. S. "Noise levels of selected construction tasks". *AIHA Journal*. v. 63, n. 3, p. 334-9, 2002.

KWITKO, A. *Coletânea n. 1 – PAIR, pairo, ruído, EPI, EPC, PCA, CAT, perícias, reparação e outros tópicos sobre Audiologia Ocupacional*. São Paulo: LTr, 2001.

LUSK, S. L.; HOGAN, M. M. "Test of the health promotion model as a causal model of constrution workers´use of hearing protection". *Research in Nursing and Health*, v. 20, n. 3, p. 183-94, 1997.

LUSK, S. L.; RONIS, D. L.; KERR, M. J. "Predictors of hearing protection use among workers: implications for training programs". *Human Factors*, v. 37, n. 3, p. 635-40, 1995.

MELAMED, S. *et al*. "Usefulness of the protection motivation theory in explaining hearing protection device use among male industrial workers". *Health Psychol*, v. 15, n. 3, p. 209-15, 1996.

MENDES, R. *Patologia do trabalho*. São Paulo: Atheneu, 1995.

MORATA, T. C.; CARNICELLI, M. V. F. *Audiologia e saúde dos trabalhadores*. São Paulo: Educ, 1988.

MORATA, T. C.; SANTOS, U. P. "Anatomia e fisiologia da audição". In: SANTOS, U. P. (org.). *Ruído: riscos e prevenção*. São Paulo: Hucitec, 1994.

NABI, R. "Discrete emotions and persuasion". In: DILLARD, J. P.; PFAU, M. (eds.). *The persuasion handbook*. Thousand Oaks: CA7 Sage, p. 289-308, 2002.

NATIONAL INSTITUTE FOR OCCUPATIONAL SAFETY AND HEALTH – NIOSH. Preventing occupational hearing loss: a practical guide. DHHS Pub. n. 96-110, p. 1, Cincinnati: DHHS, CDC, NIOSH: 1996.

NUDELMANN, A. A. et al. PAIR: perda auditiva induzida pelo ruído. Rio de Janeiro: Revinter, 2001.

PURDY, S.; WILLIAMS, W. "Development of the noise at work questionnaire at assess perceptions of noise in the workplace". Journal of Occupational Health and Safety, Australia, New Zealand, v. 18, p. 77-83, 2002.

REEVES, B. R. et al. "Negative and positive television messages: Effects of message type and context on attention and memory". American Behavioral Scientist, v. 34, p. 679-94, 1991.

ROYSTER, J. D.; ROYSTER, L. H. Hearing conservation – Practical guidelines for success. Chelsea: Lewis Publishers, 1990.

SARTORI, E. "Conhecimento e atitude de trabalhadores em relação à exposição a ruído no trabalho e à prevenção da perda auditiva". In: MORATA, T. C.; ZUCKI, F. Caminhos para a saúde auditiva: ambiental - ocupacional. São Paulo: Plexus Editora, 2005.

_____. Conhecimento e atitude de trabalhadores em relação à exposição a ruído no trabalho e a prevenção de perda auditiva. 2004. Dissertação (Mestrado em Distúrbios da Comunicação) – Universidade Tuiuti do Paraná, Curitiba.

STEPHENSON, R. et al. "A comparison and contrast of workers' × health and safety professionals' attitudes and beliefs about preventing occupational hearing loss". NIOSH poster presented at National Hearing Conservation Association Annual Conference, p. 25-7, 1999.

SVENSSON, E. B. et al. "Beliefs and attitudes among Swedish workers regarding the risk of hearing loss". International Journal of Audiology, v. 43, n. 10, p. 585-93, 2004.

VIVAN, A. G. Conhecimento dos trabalhadores de uma empresa de alimentos sobre ruído e perda auditiva. 2007. Dissertação (Mestrado em Distúrbios da Comunicação) – Universidade Tuiuti do Paraná, Curitiba.

VIVAN, A. G.; MORATA, T. C.; MARQUES, J. M. "Conhecimento de trabalhadores sobre ruído e seus efeitos em indústria alimentícia". Arquivos de Otorrinolaringologia, v. 12, n. 1, 2008.

| OITO |

Estratégias para abordagem do zumbido em programas de prevenção de perda auditiva

Luciara Giacobe Steinmetz
Fernanda Zucki
Thais Catalani Morata
Bianca Simone Zeigelboim
Adriana Bender Moreira de Lacerda

INTRODUÇÃO

O zumbido tem sido um dos sintomas auditivos mais relatados por indivíduos expostos a níveis elevados de pressão sonora, razão pela qual é alvo de pesquisa em diferentes áreas da saúde como: otorrinolaringologia, fonoaudiologia, neurofisiologia e psicologia. As pesquisas, além de proporem tratamentos mais eficazes, visam compreender melhor os mecanismos de geração, detecção e percepção do zumbido.

Os transtornos gerados pelo zumbido vão desde a influência no sono e humor até a dificuldade de concentração e o reconhecimento da fala. Afeta direta ou indiretamente o indivíduo em atividades profissionais e de lazer, interferindo em relacionamentos familiares e sociais. Em casos extremos, o zumbido é capaz de levar ao suicídio

(Castagno e Castagno, 1985; Jastreboff, 1990; Knobel e Sanchez, 2002; Axelsson e Coles, 1996).

O zumbido é caracterizado pela presença de um ou mais sons nas orelhas ou na cabeça e ausência de estímulo sonoro externo correspondente. Ele acomete aproximadamente 17% da população geral, adquire forma severa em 20% dos casos e causa sofrimento significativo em 4% das pessoas em geral (Jastreboff, 1996).

Apesar de haver diversas teorias sobre prováveis causas, nenhuma é conclusiva e capaz de explicar todas as circunstâncias do zumbido, devido à falta de métodos objetivos e não invasivos para detectá-lo e para localizar a atividade neural a ele relacionada (Knobel, 2006).

Vários são os fatores que podem ser considerados de risco para a ocorrência do zumbido, entre eles: idade, sexo, doenças (otológicas, metabólicas, neurológicas, vasculares), perda auditiva, exposição ao ruído, drogas ototóxicas, cafeína, nicotina, álcool e outros (Brown, 1990; Schleuning, 1998; Sindhusake et al., 2003; Dobie, 2004).

A exposição ao ruído é considerada o mais importante fator de risco, tanto para a diminuição da audição quanto para o zumbido (Sindhusake et al., 2003).

Por esse motivo, o zumbido tem sido considerado o primeiro sinal de alteração em indivíduos expostos a elevados níveis de pressão sonora (ENPS) e poderia ser o sintoma de uma mudança temporária dos limiares auditivos. Além disso, nos portadores de perda auditiva induzida por ruído (PAIR), a ocorrência de zumbido seria maior, piorando com o agravamento do quadro (Olsen, 2001).

Os Programas de Conservação Auditiva (PCAs) ou Programas para a Prevenção de Perdas Auditivas (PPPAs) referem-se a um conjunto de ações cujo objetivo principal é minimizar efeitos negativos em consequência de riscos auditivos a que trabalhadores estejam expostos, evitando o desencadeamento e/ou agravamento de perdas auditivas.

Para isso, o PPPA adota medidas de redução de riscos ambientais por meio de ações, tais como: monitoramento dos níveis de pressão sonora, modificação ou substituição de equipamentos que elevam o nível de ruído, fornecimento do equipamento de proteção adequado, conscientização dos trabalhadores quanto ao seu uso e acompanhamento/gerenciamento audiométrico. Essas ações visam preservar a audição dos trabalhadores, tornando os ambientes mais salubres, seguros e agradáveis, e não apenas para cumprir as regras governamentais e/ ou a redução de custos das reclamatórias trabalhistas (NIOSH, 1996).

Os PPPAs devem apresentar em sua estrutura características de dinamismo e continuidade, desde o momento de implantação de rotinas na empresa até a avaliação periódica de sua efetividade (Bernardi e Saldanha, 2003).

Por entendermos que o ruído é um fator de risco para zumbido e que sua ocorrência é comum em trabalhadores expostos, parece pertinente a inclusão de ações para prevenir, entender e educar o trabalhador dentro do PPPA, mesmo que tais ações não sejam exigidas por lei. É importante conhecer os problemas que os trabalhadores portadores dessa condição enfrentam, o quanto e de que maneira isso pode influenciar em seu desempenho ocupacional, na comunicação, nas interações sociais, no nível de estresse, entre outros, buscando, com isso, conhecer as reais necessidades desse grupo de trabalhadores e a intervenção necessária.

Uma forma que pode ser utilizada para investigar a interferência do zumbido na qualidade de vida dos trabalhadores expostos a níveis elevados de pressão sonora é por meio da aplicação de questionários específicos sobre o zumbido.

Por meio dos dados obtidos do questionário, pode-se criar grupos de apoio a essas pessoas, com o objetivo de minimizar as consequências que o zumbido pode acarretar, e assim proporcionar uma melhor condição no trabalho, bem como fora dele. Além disso, essa informação facilitará a decisão de quando o trabalhador deverá ser encaminhado para tratamento médico.

O objetivo deste capítulo é examinar alternativas existentes para que o profissional da área de saúde possa gerenciar melhor os trabalhadores com queixa de zumbido durante o expediente.

EFEITOS DO ZUMBIDO

As dificuldades resultantes da presença do zumbido nos indivíduos têm sido pesquisadas nos últimos tempos. Insônia, dificuldade de compreensão de fala, frustração, depressão ou desespero, incômodo e irritação ou inabilidade para relaxar são as dificuldades mais comumente relatadas (Tyler e Baker, 1993; Fukuda, Mota e Mascari, 1990).

Fatores emocionais – como estresse, ansiedade, depressão – atuam como facilitadores nos quadros de desencadeamento ou piora do zumbido (Ribeiro, Iório e Fukuda, 2000; Knobel e Sanchez, 2002; Hallam, Mckrenna e Shurlock, 2004).

A análise psicológica de pacientes com zumbido, por exemplo, tem revelado a existência de uma correlação entre incidência de depressão e zumbido, mesmo sendo o último considerado uma desordem do sistema auditivo, não psicológica ou psiquiátrica (Jastreboff, 1990).

O fenômeno da habituação do zumbido também tem merecido destaque nas pesquisas científicas. Por habituação entende-se a habilidade do indivíduo de se acostumar ao som, ou seja, o desaparecimento de reação a um determinado estímulo devido à exposição repetitiva. O fenômeno da habituação permite entender por que diferentes pessoas que possuem zumbido com as mesmas características psicoacústicas apresentam comportamentos distintos: umas com a total capacidade de ignorar o zumbido, e outras sofrendo significativamente com a ocorrência dele. Contudo, a habituação não ocorrerá enquanto o paciente relacionar o zumbido com algum estado emocional negativo. As pessoas que fazem essa associação não são capazes de se habituar ao som, enquanto outras são totalmente capazes de ignorá-lo.

CARACTERÍSTICAS AUDIOLÓGICAS DO PORTADOR DE ZUMBIDO

Embora o zumbido esteja presente em indivíduos com audição normal, a maioria dos pacientes com zumbido apresentam quadro audiológico alterado (Fukuda, Mota e Mascari, 1990; Martins, 1991). A perda auditiva do tipo neurossensorial e a configuração descendente têm se mostrado o quadro audiológico mais comum encontrado nos pacientes com zumbido. Esses achados, entretanto, podem ser relacionados ao fato de grande parte das populações estudadas ter idade superior a 55 anos (Santos et al., 1999; Meric et al., 1998).

Essa estreita relação entre zumbido e perda auditiva pode ser exemplificada ainda pelo fato de aproximadamente 20% dos pacientes com perda auditiva apresentarem queixa de zumbido e 90% dos indivíduos com zumbido intenso apresentarem perda auditiva (Knobel, 2000).

Por estar presente em indivíduos com audição normal, questiona-se se o zumbido poderia ser um sintoma indicativo de uma futura perda auditiva ou de uma alteração já existente, porém ainda não detectada por métodos convencionais de avaliação auditiva (Martins, 1991).

Finalmente, o que tem se verificado é que quanto pior a audição, mais provável a ocorrência do zumbido (Coles, 2000).

AVALIAÇÃO DO ZUMBIDO

Os questionários sobre zumbido fornecem uma variedade de dados para pesquisas, como a investigação da relação entre a personalidade e psicopatologia do zumbido, a impressão no cotidiano do indivíduo, incluindo sofrimento, dificuldades e percepção sobre o suporte social em relação ao problema, entre outros (Erlandsson, 2000).

Além de serem úteis para pesquisa, devemos destacar as aplicações clínicas desses questionários. Inúmeros instrumentos avaliam o impacto que o zumbido tem na vida de seus portadores. Os questionários, que fazem parte de uma gama de ferramentas primárias para avaliar os efeitos, as incapacidades e as dificuldades geradas pelo zumbido, e ainda o prejuízo que pode gerar uma inaptidão ao nível pessoal que, por fim, produz um impedimento ao nível de convivência na sociedade (Tyler, 1993).

Para tentar intervir e minimizar as consequências do zumbido, são necessárias informações qualitativas sobre o problema. Para tanto, foram desenvolvidos e validados uma série de questionários.

Cada questionário possui em sua essência objetivos específicos, números distintos de perguntas e diferentes escalas analisadas. Para uma descrição completa e comparativa entre os questionários existentes, ver Newman e Sandridge (2005).

Serão descritos no quadro 1 os instrumentos validados mais conhecidos e utilizados.

Dentre os questionários apresentados, o THI é o que possui mais vantagens em relação aos demais, por ser de simples aplicação, fácil interpretação e, o mais relevante, a adaptação linguística e cultural para o português.

O THI, elaborado por Newman *et al.* (1996), traduzido e adaptado por Ferreira *et al.* (2005), é composto por 25 questões e agrupado em 3 subescalas, sendo 3 as opções de resposta para cada questão, pontuando da seguinte maneira: "sim" são tabulados 4 pontos; "às vezes" são 2 pontos; e "não", nenhum ponto. Os pontos são somados com o objetivo de investigar o nível de gravidade do zumbido para cada indivíduo. Isto é, as respostas são pontuadas de 0, quando o zumbido não interfere na vida do paciente, até 100 (pontos ou %), quando o grau de incômodo é grave. A somatória dos pontos resultantes das questões é categorizada em 5 grupos ou níveis de gravidade. De acordo com a proposta de McCombe *et al.* (2001), o zumbido pode ser: desprezível (0% a 16%), leve (18% a 36%), moderado (38% a 56%), severo (58% a 76%) ou catastrófico (78% a 100%).

Quadro 1 – Questionários utilizados na investigação do zumbido e seus objetivos

Questionário	Objetivo
Subjective Tinnitus Severity Scale (STSS)	Avaliar a severidade do zumbido.
Tinnitus Questionnaire (TQ)	Medir as dimensões e reclamações de pacientes sobre o zumbido, referentes às perturbações do sono, angústia e dificuldades perceptuais auditivas.
Tinnitus Handicap Questionnaire (THQ)	Avaliar o grau de interferência social e ocupacional causada pelo zumbido.
Tinnitus Handicap/Support Scale (TH/SS)	Avaliar as atitudes dos familiares e dos amigos com os sofredores de zumbido.
Tinnitus Reaction Questionnaire (TRQ)	Quantificar o estado psicológico e a angústia causada pelo zumbido.
Tinnitus Severity Scale (TSS)	Avaliar efeitos na audição, sofrimento geral, grau de intrusão do zumbido, distúrbios do sono.
Tinnitus Cognitions Questionnaire (TCQ)	Explorar os processos cognitivos envolvidos com o zumbido.
Tinnitus Coping Style Questionnaire (TCSQ)	Avaliar o comportamento dos pacientes e suas estratégias de adaptação ao zumbido.
Tinnitus Handicap Inventory (THI)	Avaliar os aspectos físicos, mentais e emocionais, além das formas de tratamento (medicamentoso, cirúrgico e reabilitação).

O THI demonstra ser um instrumento confiável para verificação do prejuízo causado pelo zumbido na qualidade de vida. Com o uso desse instrumento é possível investigar tanto o aspecto emocional quanto o funcional e o catastrófico. O aspecto emocional investiga a relação do zumbido com manifestações de nervosismo, frustração, irritação, chateação, depressão, ansiedade, insegurança e dificuldade no relacionamento com a família e amigos. O aspecto funcional permite identificar a interferência que o zumbido pode provocar em atividades sociais, diárias e de leitura, concentração, acuidade auditiva, atenção e sono. Analisa também a sensação de cansaço que o zumbido pode provocar e a piora pelo estresse. Já o aspecto catastrófico possibilita reconhecer sensações negativistas, como desespero, intolerâncias ao zumbido e perda de controle da situação que o zumbido pode produzir.

ABORDAGEM DO ZUMBIDO EM PROGRAMAS DE PREVENÇÃO DE PERDAS AUDITIVAS

A interferência do zumbido na qualidade de vida de trabalhadores expostos a ruído por meio da aplicação da versão em língua portuguesa do questionário Tinnitus Handicap Inventory (THI – brasileiro) foi avaliada por Steinmetz (2007). A amostra foi composta por 52 indivíduos, funcionários de uma empresa frigorífica, expostos a ruído: 21% do sexo feminino e 79% do masculino, com idade média de 29,2 anos. Os funcionários responderam a uma anamnese inicial e, depois, ao questionário THI brasileiro. Os resultados encontrados no THI foram analisados de acordo com as escalas funcional, emocional e catastrófica. Quanto à interferência do zumbido, a escala funcional foi a mais prejudicada, com 54%. Posteriormente, realizou-se uma análise individual em que se investigou o grau de gravidade do zumbido (gráfico 1).

A autora encontrou, ainda, correlação significativa entre as variáveis THI escore total com os escores escala catastrófica, escala emocional e escala funcional ($p < 0,05$). Correlação significativa também ocorreu entre: os escores escala emocional e escala funcional, bem como os resultados do THI com os problemas de saúde ($p < 0,05$); cefaleia com a escala funcional, com a emocional e com o THI escore total; sinusite com a escala emocional; e histórico auditivo com o escore total do THI ($p < 0,05$). Por existir uma correlação significativa entre o histórico auditivo com o escore total do THI, os indivíduos foram separados em dois grupos: os de audição normal (71%) e os que apresentavam audição alterada (12% sugestivos de perda auditiva induzida por ruído – PAIR e 17% outras causas distintas daquelas do ruído).

Gráfico 1 – Porcentagem dos participantes do estudo, de acordo com o resultado do THI em relação ao grau de interferência do zumbido (Steinmetz, 2007)

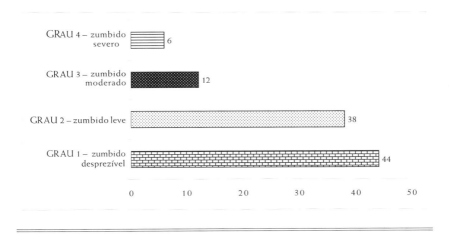

Steinmetz (2007) levantou também informações sobre fatores de risco para o zumbido e para a sua periodicidade. Quanto à periodicidade do episódio, a semanal foi a mais relatada (41%); e o período da noite é a hora que o zumbido mais perturba (34%). Encontrou-se correlação significativa entre a periodicidade do zumbido e o nível de ruído (tabela 1). Isso significa que os indivíduos com queixas de zumbido diário ou semanal estão expostos a níveis de ruídos mais elevados comparativamente aos indivíduos com queixas de zumbido quinzenal, mensal ou esporádico. Dessa forma, a autora pode identificar os indivíduos que necessitam de maior atenção em relação ao controle de sua exposição ao ruído.

Nessa pesquisa foram obtidas informações quantitativas e qualitativas do impacto do zumbido na qualidade de vida dos trabalhadores expostos a ruído. No grupo estudado, a escala funcional foi a mais prejudicada, o que significa que esses indivíduos são mais afetados

Tabela 1 – Correlações relacionadas a gravidade e a periodicidade do zumbido com o nível e o tempo de ruído na empresa

Variáveis	R	P
Gravidade do zumbido x Nível de ruído	-0,096951	0,494130
Gravidade do zumbido x Tempo de empresa	0,052930	0,709396
Periodicidade do zumbido x Nível de ruído	0,284841	0,040688*
Periodicidade do zumbido x Tempo de empresa	0,161259	0,253421

R = Coeficiente de correlação de Spearman
*≤ nível de significância de 5%

nas atividades sociais, diárias e de leitura que envolvem concentração, acuidade auditiva, atenção e sono. Os dados também confirmaram que o zumbido aumenta a sensação de cansaço e se acentua devido ao estresse. Essas informações devem ser usadas para guiar futuras ações preventivas e educativas como também o encaminhamento dos trabalhadores.

Achados de estudos como o promovido por Steinmetz (2007) justificam a inclusão do zumbido dentre as etapas do PPPA, pois se sabe que o zumbido é prevalente, e sendo um sintoma único pode acometer o indivíduo de modo bastante diverso, interferindo nas atividades diárias de trabalho ou de lazer e também nas relações familiares, afetando consequentemente a qualidade de vida (Bento et al., 1997; Ferreira et al., 2005; Erlandsson, 2000; Tyler e Baker, 1993).

A criação de grupos de apoio aos portadores de zumbido nessa população seria indicado com os objetivos de: aconselhar (esclarecendo as dúvidas e orientando sobre os assuntos referentes ao zumbido); proporcionar trocas de informações e experiências entre os portadores do sintoma; e promover uma conscientização coletiva do problema.

Experiências com grupo de portadores de zumbido têm demonstrado que os integrantes do grupo passam a desenvolver novos comportamentos e mudanças em suas vidas, convivendo melhor com o problema (Simoneti et al., 1997).

Avaliar o impacto que o zumbido ocasiona na vida dos trabalhadores e conhecer suas características seria o primeiro passo para a aceitação, o aconselhamento, acompanhamento e controle do sintoma em programas preventivos ligados à saúde do trabalhador. Outro passo importante na gestão de trabalhadores com zumbido é encaminhá-los a otorrinolaringologistas ou otologistas. O especialista tentará determinar a causa do zumbido pela avaliação do sistema auditivo, medindo a pressão arterial e a função renal, avaliando a dieta, alergias e medicamentos, entre outros. Esse profissional determinará ainda o tratamento, que pode incluir mascaradores (dispositivos eletrônicos do tamanho de uma prótese auditiva que utilizam o som para tornar o zumbido menos perceptível), apoio e aconselhamento, cirurgia, terapia medicamentosa (com antidepressivos tricíclicos), dieta, psicoterapia, estimulação eletromagnética, acupuntura, *biofeedback* e hipnose. O paciente deve receber explicação do otorrinolaringologista sobre a fisiopatologia do zumbido, recomendações para as próteses auditivas, quando necessário, e ter acompanhamento periódico (Morata, 2005).

CONSIDERAÇÕES FINAIS

O zumbido é um sintoma muito referido por trabalhadores expostos à elevados níveis de pressão sonora. Atualmente, existem vários instrumentos que podem ser utilizados para a pesquisa das interferências do zumbido na qualidade de vida dos indivíduos portadores do sintoma.

Podemos concluir que é não só desejável, como também viável a aplicação desses instrumentos em um PPPA ligados ao trabalho, para obtenção de informações sobre o impacto do zumbido e a proposição de intervenções apropriadas.

REFERÊNCIAS BIBLIOGRÁFICAS

AMERICAN TINNITUS ASSOCIATION. *Commmon questions & answers about tinnitus*. Disponível em: <http://www.hearusa.com/hearing/index.asp?p=tinnitus>. Acesso em: 2 set. 2006.

AXELSSON, A.; COLES, R. "Compensation for tinnitus in noise--induced hearing loss". In: AXELSSON, A. *et al.* (eds). *Scientific basis of noise-induced hearing loss*. Nova York: Thieme, 1996, p. 423-9.

BENTO, R. F. *et al.* "Zumbido: características e epidemiologia. Experiência do hospital das clínicas da Faculdade de Medicina da Universidade de São Paulo". *Revista Brasileira de Otorrinolaringologia*, v. 63, n. 2, p. 229-38, 1997.

BERNARDI, A. P. A.; SALDANHA, O. M. "Histórico da inserção do fonoaudiólogo nas empresas: Acompanhamento audiométrico à consultoria". In: BERNARDI, A. P. A. *Audiologia ocupacional*. São Paulo: Pulso, 2003.

BROWN, S. C. *et al.* "Older americans and tinnitus: a demographic study and chartbook". In: GRI MONOGRAPH SERIES A, n. 2. Washington: Gallaudet University, 1990.

CASTAGNO, L. A.; CASTAGNO, S. "Tinnitus: a clinical study". *Folha Médica*, v. 91, n. 5-6, p. 393-5, 1985.

COLES, R. "Medicolegal issues". In: TYLER, R. S. (ed). *Tinnitus handbook*. San Diego: Singular Publishing, 2000, p. 399-417.

DOBIE, R. A. "Overview: suffering from tinnitus". In: SNOW, J. (ed.) *Tinnitus: theory and management*. London: C Decker, 2004, p. 1-7.

ERLANDSSON, S. "Psychological profiles of tinnitus in patients". In: TYLER, R. S. (ed). *Tinnitus handbook*. San Diego: Singular Publishing, 2000, p. 25-58.

FERREIRA, P. E. A. et al. "Tinnitus handicap inventory: adaptação cultural para o português brasileiro". *Revista Pró-Fono*, v. 17, n. 3, p. 303-10, 2005.

FUKUDA, Y.; MOTA, P.; MASCARI, D. "Avaliação clínica de zumbidos: resultados iniciais". *Acta AWHO*, v. 9, n. 3, p. 99-104, 1990.

HALLAM, R. S.; MCKENNA, L.; SCHURLOCK, L. "Tinnitus impairs cognitive efficiency". *International Journal Audiology*, v. 43, p. 218-26, 2004.

JASTREBOFF, P. J. "Phantom auditory perception (tinnitus) mechanisms of generation and perception". *Neurologic Research*, v. 8, n. 4, p. 221-54, 1990.

_____. "Clinical implication of the neurophisiological model of tinnitus". In: *Proceedings of the 5th International Tinnitus Seminar*, Portland (Oregon), 1996, p. 500-7.

KNOBEL, K. A. B. *Perfil dos pacientes em terapia para habituação do zumbido (TRT)*. 2000. Monografia – CEFAC, São Paulo.

KNOBEL, K. A. B.; SANCHEZ, T. G. "Atuação dos fonoaudiólogos do Estado de São Paulo (Brasil) na avaliação com queixa de zumbido e/ou hipersensibilidade a sons". *Revista Pró-Fono*, v. 14, n. 2, p. 215-24, 2002.

_____. "Zumbido 2004". Disponível em: <http://www.fonoesaude.org/zumbido.htm>. Acesso em: 2 set. 2006.

MARTINS, M. C. *Zumbido: um estudo de suas características e ocorrência em uma clínica otorrinolaringológica*. 1991. Dissertação (Mestrado em Fonoaudiologia) – Pontifícia Universidade Católica de São Paulo, São Paulo.

MCCOMBE, A. et al. "Guidelines for the grading of tinnitus severity: the results of a working group commissioned by the British Association of Otolaryngologists, Head and Neck Surgery". *Clinical Otolaryngology and Allied Sciences*, v. 26, p. 388-93, 2001.

MERIC, C. et al. "Psychopathological profile of tinnitus sufferers: evidence concerning the relationship between tinnitus features and impact on life". *Audiology and Neurotology*, v. 3, p. 240-52, 1998.

MORATA, T. C. "Hearing disorders". In: LEVY, B. *et al. Occupational and environmental health: Recognizing and preventing disease and injury*. Lippincott: Williams & Wilkins, 2005, p. 587-97.

NATIONAL INSTITUTE FOR OCCUPATIONAL SAFETY AND HEALTH – NIOSH. Preventing occupational hearing loss: a practical guide. DHHS Pub. n. 96-110, p. 1, Cincinnati: DHHS, CDC, NIOSH: 1996.

NEWMAN, C. W. *et al.* "Development of the tinnitus handicap inventory". *Archives Otolaryngology Head and Neck Surgery*, v. 122, n. 2, p. 143-8, 1996.

NEWMAN, C. W.; SANDRIDGE, S. A. "Tinnitus questionaires". In: SNOW, J. *Tinnnitus: Theory and Management*. BC Decker, v. 17, p. 237--54, 2005.

NUDELMANN, A. A. *et al.* "Atualização sobre os documentos do Comitê Nacional de Conservação Auditiva". In: _____. *PAIR – Perda auditiva induzida pelo ruído*. Rio de Janeiro: Revinter, 2001, p. 225-34.

OLSEN, S. O. "Zumbido: resultado da exposição a níveis sonoros excessivos". In: NUDELMANN, A. A. *et al. PAIR – Perda auditiva induzida pelo ruído*. Rio de Janeiro: Revinter, 2001, p. 93-105.

RIBEIRO, P. J.; IÓRIO, M. C. M.; FUKUDA, Y. "Tipos de zumbido e sua influência na vida do paciente: estudo em uma população ambulatorial". *Acta Awho*, v. 19, n. 3, p. 125-35, 2000.

SANTOS, T. M. M. *et al.* "Study of the occurence and the caracteristics of tinnitus in a Brasilian audiological clinic". In: *Proceedings of the Sixth International Seminar*, Cambrige, p. 543-5, 1999.

SCHLEUNING, A. "Medical aspects of tinnitus". In: VERNON, J. (ed). *Tinnitus treatment and relief*. Boston: Ally and Bacon, 1998.

SIMONETI, P. *et al.* "Zumbido: relato de uma experiência em grupo". *Revista Fono Atual*, v. 3, p. 34-8, 1997.

SINDHUSAKE, D., *et al.* "Factors for tinnitus in a population of older adults: the Blue Mountain hearing study". *Ear and Hear*, v. 24, n. 6, p. 501-7, 2003.

STEINMETZ, L. G. *A interferência do zumbido na qualidade de vida de trabalhadores expostos ao ruído*. 2007. Dissertação (Mestrado em Distúrbios da Comunicação) – Universidade Tuiuti do Paraná, Curitiba.

TYLER, R. S.; BAKER, L. J. "Difficulties experienced by tinnitus sufferers". *Journal of Speech and Hearing Disorders*, v. 48, p. 150-4, 1993.

TYLER, R. S. "Tinnitus disability and handicap questionnaires". *Seminar Hear*, n. 14, p. 377-84, 1993.

PARTE QUATRO

Aspectos legais da prevenção de perda auditiva

| NOVE |

A regulamentação da exposição ao ruído no trabalho: perspectivas nacionais e internacionais

Flávia Cardoso Oliva
Thais Catalani Morata
Adriana Bender Moreira de Lacerda
Cláudia Giglio de Oliveira Gonçalves

INTRODUÇÃO

A exposição ao ruído foi correlacionada com consistência epidemiológica à alteração auditiva pela primeira vez em 1960, com os estudos de Passchier-Vermeer e de Burns e Robinson (Pelmear, 1991). Depois disso, a preocupação de muitos autores foi poder predizer as pessoas que têm potencial para desenvolver problemas auditivos. As primeiras tentativas de regulamentar a exposição ao ruído ocupacional foram de militares nos Estados Unidos, por volta de 1955.

A partir de então, no mundo inteiro definiram-se leis e recomendações da exposição ao ruído ocupacional. O tipo de norma mais utilizado mundialmente segue o modelo do *limite de tolerância* – à concentração ou à intensidade de agentes de risco, relacionados à natureza e ao tempo de exposição ao agente, de forma que isso não cause danos à saúde do trabalhador ao longo do exercício de sua atividade laboral.

No Brasil, a NR 15 de Segurança e Medicina do Trabalho (Portaria 3.214, de 8 de junho de 1978) estabeleceu, para os limites de tolerância ao ruído ocupacional, contínuo e intermitente, 85 dB(A) para um período de 8 horas – tempo de máxima exposição diária permissível. Esse nível poderá ser elevado se for modificado o número de horas da exposição, utilizando-se um fator de dobra ou conversão de 5 dB para metade do tempo. Por exemplo, se o nível for de 90 dB(A), o tempo de exposição permitido será de 4 horas, ou seja, cairá para a metade. Segundo a NHO 01, o valor de dobra recomendado no cálculo de exposição diária é de 3 dB (Saliba, 2000; Fundacentro 2001).

O objetivo deste capítulo é introduzir, descrever e comparar os limites de tolerância para exposição ocupacional ao ruído, buscando-se maior clareza sobre a questão dessa exposição na saúde dos trabalhadores.

RUÍDO INDUSTRIAL E AS LEGISLAÇÕES E RECOMENDAÇÕES INTERNACIONAIS

Manter-se atualizado quanto aos padrões de ruído ocupacional ao redor do mundo é uma tarefa desafiadora, visto que os países podem emendar e revisar suas normas a qualquer momento. Em 2006, Suter revisou os limites de exposição ao ruído industrial e o fator de dobra em diversos países. A tabela 1 resume os elementos-chave dos padrões em vários países (Suter, 2006).

Tabela 1 – Limites de exposição ao ruído industrial e fator de conversão em diversos países

País / Data	Limite de exposição permitido (média de 8 horas) dB(A)	Fator de conversão dB(A)	Limite para controle de engenharia dB(A)
América do Sul			
Brasil, 1992	85	5	85
Argentina, 2003	85	3	85
Uruguai, 1988	85	3	85
Venezuela	85	3	-
Chile, 2000	85	3	-
Colômbia	85	5	-
América do Norte			
Canadá, 1991	87	3	87
México, 2001	85	3	90
Estados Unidos, 1983	90	5	90
Europa			
Áustria	85	-	90
União Europeia, 2003	87	3	85
Finlândia, 1982	85	3	85
França, 1990	85	3	-
Alemanha, 1990	85	3	90
Hungria	85	3	90
Itália, 1990	85	3	90
Holanda, 1987	80	3	85
Espanha, 1989	85	3	90
Noruega, 1982	85	3	-
Polônia	85	3	-
Reino Unido, 1989	85	3	90

RUÍDO INDUSTRIAL E AS LEGISLAÇÕES E RECOMENDAÇÕES AMERICANAS

O Occupational Safety and Health Administration (OSHA) é um órgão federal do Departamento de Trabalho americano, responsável pela proteção da saúde e da segurança de um grande segmento de trabalhadores nos Estados Unidos. Foi criado por Ato Legislativo (OSHA Act, 1970) para estabelecer critérios de segurança para ambientes de trabalho e garantir seu cumprimento.

Em 1981, o OSHA realizou uma pesquisa que estimou o percentual de trabalhadores cuja perda auditiva ultrapassaria a média de 25 dB(NA) em 500 Hz, 1.000 Hz e 2.000 Hz, após trabalhar durante toda a vida (40 anos), expondo-se, em média, a níveis de ruído diário de 80 dB(A) a 90 dB(A). O risco para o nível de 80 dB(A) foi estimado entre 0 e 5%; em 85 dB(A), a estimativa aumentou para 15%; e para 90 dB(A) foi de 21% a 29%. Por meio dessa pesquisa concluiu-se que os níveis de ruído abaixo de 80 dB(A) eram relativamente seguros à audição, aumentando-se o risco de perda auditiva a partir de 85 dB(A). No mesmo ano, o OSHA adotou os limites da Walsh-Healey de 90dB(A), com fator de dobra de 5 dB para o cálculo de exposição máxima diária de 8 horas para a indústria de manufatura em geral (OSHA, 1981). Em 1983, a agência incluiu requisitos específicos no Programa de Conservação Auditiva para exposições iguais ou superiores a 85 dB(A) (OSHA,1981).

Outro órgão governamental americano, o National Institute for Occupational Safety and Health (NIOSH), foi criado pelo OSHA Act (1970) para realizar pesquisas científicas e recomendar critérios de segurança para a exposição ocupacional em ambientes de trabalho. Esse instituto faz parte dos Centers for Disease Control and Prevention (CDC) do Departamento de Saúde e Serviços Humanos. Segundo o NIOSH, um trabalhador tinha uma diminuição auditiva importante quando seus limiares auditivos médios, para ambas as orelhas, fossem maiores que 25 dB(NA) nas frequências audiométricas de 1 kHz, 2 kHz e 3 kHz. Definindo-se, dessa forma, o *risco excessivo*, ou seja, a diferença em porcentagem entre duas populações: uma exposta ao ruído ocupacional e a outra não.

O NIOSH (1972) avaliou o risco excessivo para uma *perda auditiva importante*, sendo realizado em função de níveis e durações da exposição ao ruído ocupacional. Dessa forma, para 40 anos trabalhados, com exposição ao ruído, com média diária de 80 dB(A), 85 dB(A) ou 90 dB(A), o risco excessivo foi de 3%, 16% e 29%, respectivamente. Com base nessa avaliação, recomendou um limite de exposição de 85 dB(A) para 8 horas trabalhadas, com fator de dobra de 5 dB(A). Essa recomendação foi editada, em 1998, apresentando como um dos pontos mais importantes desse documento o limite de exposição de 85 dB(A), com fator de dobra de 3 dB(A) e a nova definição de mudança do limiar auditivo para pior: 15 dB(A), em qualquer frequência de teste confirmada, entre 500 Hz a 6 kHz, que seja persistente na audiometria sequencial (15 dB TWICE).

A entidade de classe American Conference of Governmental Industrial Hygienists (ACGIH) agrega higienistas industriais americanos e estabelece, nos ambientes de trabalho, limites e recomendações que não têm efeito direto nas normas vigentes do governo americano, porém exercem influência na comunidade técnica e científica. Seus Limites de Tolerância (LT) ou *Threshold Limit Values* (TLV)® são o principal conjunto de normas utilizadas pelos higienistas industriais americanos, tornando-se a base das normas utilizadas em países como o México, Finlândia, Dinamarca e muitos outros, inclusive Brasil (Paull, 1984; Cook, 1992).

O Departamento de Defesa dos Estados Unidos (Department of Defense – DOD) também possui normas de saúde e segurança que são revisadas periodicamente sobre vários assuntos. Elas devem ser adotadas em todas as três divisões das Forças Armadas americanas. Em 22 de abril de 1996, foi editada uma instrução para a realização de Programas de Conservação Auditiva, quando a exposição equivalente diária fosse igual ou superior a 85 dB(A), com fator de dobra de pelo menos 4 dB, com forte recomendação do uso do fator de dobra de 3dB.

Cada divisão das forças armadas pode promulgar suas próprias regras, mas devem ser pelo menos tão rigorosas quanto às instruções correntes do Departamento de Defesa (Suter, 2003).

Com relação às instruções do Exército Americano (US Army, 1994) há a exigência do registro no Programa de Conservação Auditiva quando as exposições equivalentes diárias são iguais ou superiores a 85 dB(A), adotando o fator de dobra de 3 dB (Suter, 2003). Na Força Aérea dos Estados Unidos, assim como na Marinha, as instruções provêm do DOD e especificam um nível máximo de exposição de 85 dB, com fator de dobra de 3 dB (US Air Force, 1993).

Em 1992, o grupo de pesquisa International Institute of Noise Control Engineering (I-NCE) foi criado com a intenção de revisar o conhecimento corrente e a prática no que diz respeito ao ruído, o que inclui os limites máximos de exposição em ambiente de trabalho, por meio da abordagem de comparação das legislações internacionais. As recomendações foram especialmente voltadas para ajudar países que não tinham regulamentações naquele momento. Segue um resumo delas, publicadas em 1997 (I-NCE, 1997):

1. Limites de 85 dB(A) para 8 horas de exposição, que incluem a contribuição de todos os sons (sons de alta intensidade e curta duração). Esses limites devem ser alcançados o mais rápido possível, de acordo com os fatores econômicos e sociológicos. Caso exista ruído de impacto, o limite deve ser de 140 dB(C).
2. Fator de dobra de 3 dB, sem considerar variação de tempo, pois não interfere na dose calculada.
3. Controles de engenharia são os métodos preferidos para a redução da exposição ao ruído. Um programa de controle de ruí-

do, em longo prazo, deveria ser implementado quando o nível de exposição sonora diária de 8 horas excedesse 85 dB(A). O ruído deve ser reduzido ao menor nível, econômico e tecnologicamente razoável, mesmo quando não houver risco de dano auditivo permanente. Minimizando, dessa forma, outros efeitos negativos, como redução de produtividade, estresse e dificuldade de comunicação verbal.

4. Deve ser estimulado o uso de protetor auditivo quando medidas de controle de ruído são incapazes de reduzir exposições de 85 dB(A) em 8 horas diárias trabalhadas; e deveria ser obrigatório acima de 90 dB(A).

5. Empregadores devem realizar exames audiométricos de trabalhadores expostos a 85 dB(A) com jornadas de 8 horas diárias, pelo menos a cada 3 anos ou em menores intervalos, dependendo do nível de exposição e do histórico de cada trabalhador.

RUÍDO INDUSTRIAL E AS LEGISLAÇÕES E RECOMENDAÇÕES EUROPEIAS

O desenvolvimento de padrões e de regulamentações relacionados ao ruído mais promissor está ocorrendo na União Europeia, com a unificação econômica dos países europeus, no esforço de conciliar os padrões já existentes e desenvolver outros, novos e unificados (Azevedo, 2004).

A União Europeia publicou em 2003 uma diretriz (2003/10/CE) que estabelece prescrições mínimas de proteção dos trabalhadores dos países membros contra os riscos da exposição ao ruído, especialmente contra os que afetam a audição.

A nova diretriz estabeleceu um limite de exposição permissível de 87 dB(A) para 8 horas trabalhadas, levando-se em conta a atenuação proporcionada pelos protetores auditivos para a determinação da exposição sonora efetiva do trabalhador (Parlamento Europeu e o Conselho da União Europeia, 2003). O fator de dobra a ser usado é de 3 dB. Quando as exposições excedem o nível de 85 dB(A) é desencadeado o nível de ação superior, ou seja, alguns meios de prevenção devem ser tomados – por exemplo, estabelecer e executar um programa de medidas técnicas e/ou organizacionais destinadas a reduzir a exposição ao ruído na fonte, além da obrigatoriedade do uso do protetor auditivo. Exposições iguais ou superiores a 80 dB(A) devem desencadear o nível de ação inferior, ou seja, algumas medidas preventivas devem ser tomadas, como o oferecimento de protetores auditivos pela empresa, devendo estar disponíveis ao trabalhadores.

RUÍDO INDUSTRIAL E AS LEGISLAÇÕES E RECOMENDAÇÕES BRASILEIRAS

No Brasil, os limites de tolerância (LT) foram reconhecidos pela legislação trabalhista e, tecnicamente, aceitos como limites de exposição ocupacional em 1978. A NR 15 regulamenta as "Atividades e operações insalubres", e o anexo I estabelece os LTs para ruído contínuo ou intermitente, sendo que não é permitida exposição acima de 115 dB(A) para indivíduos que não estejam adequadamente protegidos (Azevedo, 2004; Costa et al., 2003). Basearam-se nas recomendações da ACGIH de 1978, que sugeriam a utilização do limite de exposição de 85dB(A) por 8 horas e o fator de dobra de 5 dB. Nessa época, a ACGIH diferenciava-se da NR 15 apenas quanto ao limite máximo de exposição, que era de 90 dB(A) (Araújo e Regazzi, 2002). Posteriormente, como já mencionado, a ACGIH começou a admitir o princípio da energia de exposição, considerando o nível equivalente contínuo (Leq), alterando o limite permissível de exposição de 85 dB(A) para 8 horas e incremento de dose (3).

Os LTs adotados não passaram por estudos sobre sua aplicação às condições de nosso país e de seus trabalhadores. Essa adaptação enfocou apenas a diferença de jornada semanal de trabalho, sendo a americana de 40 horas e a brasileira de 48 horas (Vasconcelos, 1994). Os LTs adotados passaram a ser utilizados, erroneamente, como demarcadores de salubridade, não como indicadores de gravidade sanitária e necessidade urgente de medidas estruturais de prevenção (Azevedo, 2004).

A Fundacentro (2001), atuando como órgão de pesquisa no desenvolvimento de procedimento de avaliação, publicou uma série de normas técnicas – denominadas anteriormente Normas de Higiene de Trabalho (NHT); hoje, Normas de Higiene Ocupacional (NHO) –, de modo a orientar os profissionais da área de saúde ocupacional. A NHO 1 tem como objetivo o estabelecimento de critérios e procedimentos para a avaliação da exposição ocupacional ao ruído, que implique risco potencial de perdas auditivas de origem ocupacional.

Segundo a NHO 1, o nível de ação para a exposição ocupacional ao ruído é de dose diária igual a 50%, ou seja, 80 dB(A). O limite de exposição, valor teto para o ruído contínuo ou intermitente, é de 115 dB(A). Com relação aos ruídos de impacto ou impulsivos, não é permitida a exposição com níveis de picos superiores a 140 dB(A) sem a devida proteção. O critério definido para a preparação dessa norma mostra um avanço, pois está em consonância com os princípios científicos atuais, os quais utilizam o fator de troca igual a 3 e nível de critério (CR) de 85 dB(A) (Silva, 2003).

DISCUSSÃO

Várias nações adotaram o fator de conversão 3 dB, como observado na tabela 1, com exceção do Brasil, Chile, Israel, Estados Unidos e Colômbia, que ainda utilizam o fator de conversão 5 dB. O uso do fator de 3 dB baseia-se em uma premissa científica, na qual iguais quantidades de energia sonora produzem as mesmas quantidades de perdas auditivas induzidas por ruído, independentemente de como a energia seja distribuída no tempo (Fundacentro, 2002).

A utilização do fator de conversão de 3 dB pode levar a uma expansão do programa para prevenção de perdas auditivas, beneficiando um número maior de trabalhadores e aumentando a chance de sucesso (Suter, 2006).

Resultados interessantes foram obtidos em pesquisa realizada com empregados de um hospital geral, que apresentava elevados níveis de ruído, com funcionários expostos e não expostos a esses níveis. A pesquisa considerou audição normal o teste audiométrico com valores de 0 a 20 dB, e perda auditiva quando os valores eram iguais ou superiores a 25 dB, em uma ou ambas orelhas, em pelo menos uma das frequências maiores que 2.000 Hz. Dos 114 empregados expostos a níveis de ruído superiores a 81 dB(A), 52,7% apresentaram perda auditiva; e 47,3%, audição normal. Sobre aos 73 empregados expostos a níveis de ruído inferiores a 80 dB(A), constatou-se que 48% tinham perda auditiva e 52% possuíam audição normal. No mesmo estudo, notou-se que as perdas auditivas que mais ocorreram foram observadas em empregados expostos a níveis de ruído inferiores a 80 dB(A), em média indivíduos do sexo masculino entre 20 e 40 anos; e do feminino, com idade superior a 41 anos (Kwitko, 2001).

Em outro estudo realizado em 2007, pesquisadores encontraram menor ocorrência de perdas auditivas com o aumento do nível de exposição ao ruído ambiental. Os autores destacaram como hipótese o fato de a alta taxa de perda auditiva diante de níveis de ruído iguais ou inferiores a 85 dB(A) ser em função do uso inconsistente e incorreto dos protetores auditivos nesses ambientes, pois esses trabalhadores receberiam menor atenção por parte da equipe de saúde e segurança que outros trabalhadores expostos a níveis mais elevados de ruído (Rabinowitz *et al.*, 2007).

A ocorrência de mudança significativa de limiar auditivo em trabalhadores expostos a níveis de ruído abaixo das normas e regulamentações existentes em comparação aos trabalhadores expostos a níveis de ruído excessivo foi estudada por Oliva (2008).

Foram encontrados valores que variaram de 7% a 11% em trabalhadores expostos a níveis abaixo de 85 dB(A); de 15% a 22% em trabalhadores expostos de 85 a 89,9 dB(A); e de 12% a 25% em trabalhadores expostos a níveis acima de 90 dB(A). Esses valores são superiores aos descritos por NIOSH (1972, 1996), com a estimativa de porcentagem de perda auditiva após 40 anos trabalhados em média a ruído diário de 80 dB(A), 85 dB(A) e 90 dB(A), que seriam, respectivamente, de 0 a 5%, 15% a 16% e 21% a 29%. A autora ressalta que deve ser levado em conta que os anos de exposição dos sujeitos do estudo estão abaixo de 15 anos – e não 40, como o estudo realizado por NIOSH e OSHA. Esses dados nos levam a considerar que uma maior ocorrência de mudança significativa dos limiares auditivos foi encontrada em trabalhadores brasileiros, quando comparada com a ocorrência entre trabalhadores americanos. O fator de dobra de 3 dB é importante e pode explicar essa diferença; deveria ser considerado em nossa legislação, pois, dessa forma, teríamos mais trabalhadores incluídos em programas para prevenção de perdas auditivas.

CONSIDERAÇÕES FINAIS

Sabe-se que a exposição ao ruído igual ou superior a 85 dB(A) por 8 horas é reconhecida pelas legislações mundiais como fator de risco auditivo. O uso do fator de dobra de 3 dB(A) vem utilizado em quase todos os países, pois se mostra mais conservador. A Fundacentro (1999), em dissonância com a legislação brasileira, recomenda o uso desse critério, estando em consonância com recomendações internacionais na área de conservação auditiva, buscando minimizar o risco potencial de perdas auditivas ligadas ao trabalho.

REFERÊNCIAS BIBLIOGRÁFICAS

AMERICAN CONFERENCE OF GOVERNMENTE INDUSTRIAL HYGIENISTS – ACGIH. "Threshold Limit Values (TLVs) for Chemical Substances in Work Air Adopted by American Conference of Governmental Industrial Hygienists (ACGIH)". Cincinnati, 1978.

ARAÚJO, G. M.; REGAZZI, R. D. *Perícia e avaliação de ruído e calor* – *Passo a passo* – *Teoria e prática*. 2. ed. Rio de Janeiro: s.e., 2002.

AZEVEDO, A. P. M. *Efeitos de produtos químicos e ruído na gênese de perda auditiva ocupacional*. 2004. Dissertação (Mestrado em Saúde Pública) – Fundação Oswaldo Cruz, Escola Nacional de Saúde Pública, Rio de Janeiro.

BRASIL, 1978. Ministério do Trabalho e Emprego. Portaria n. 3.214, de 8.6.1978. Aprova as Normas Regulamentadoras (NR) do Capítulo V, Título II, da Consolidação das Leis do Trabalho relativas à Segurança e Medicina do Trabalho. *Manuais de Legislação Atlas n. 16* – *Segurança e Medicina do Trabalho*. São Paulo: Atlas, 1999, p. 20-1.

COOK, W. A. "Criteria for occupational exposure limits by selected countries". *American Industrial Hygiene Association Journal*, v. 53, p. 395-97, 1992.

COSTA, E. A.; MORATA, T. C.; KITAMURA, S. "Patologia do ouvido relacionado com o trabalho". In: MENDES, R. *Patologia do trabalho*. São Paulo: Atheneu, 2003, p.1.253-82.

FUNDACENTRO. Ministério do Trabalho e Emprego. NHO 1 – Norma de Higiene Ocupacional: Procedimento técnico para avaliação da exposição ocupacional ao ruído. São Paulo, 2001.

_____. Estimativa de exposições não contínuas a ruídos. Campinas, 2002. Disponível em: <www.fundacentro.gov.br>. Acesso em: 5 abr. 2007.

INTERNATIONAL INSTITUTE OF NOISE CONTROL ENGINEERING (I-NCE). Tony F. W. Embleton (Ed), I-INCE Publication 97-1: Final Report – *Technical Assessment of Upper Limits on Noise in the Workplace*. Approved by the Board of Directors of I-INCE on 1997.08.23 and published in Noise/News International, 5, 203-16, 1997.

KWITKO, A. *Coletânea: PAIR, PAIRO, RUÍDO, EPI, EPC, PCA, CATA, perícias, reparação e outros tópicos sobre audiologia ocupacional*. São Paulo: LTr, 2001.

NATIONAL INSTITUTE FOR OCCUPATIONAL SAFETY AND HEALTH (NIOSH). NIOSH criteria for a recommended standard: occupational exposure to noise. Department of Health, Education, and Welfare, Health Services and Mental Health Administration, National Institute for Occupational Safety and Health, DHEW (NIOSH) Publication No. HSM 73-11001. Cincinnati, 1972.

_____. NIOSH criteria for a recommended standard: occupational exposure to noise. (Rev. Criteria). Publication n. 98-126. Cincinnati, 1998.

OCCUPATIONAL SAFETY AND HEALTH ACT (OSHA Act). *Public Law* − 91 − 596, 1970.

OCCUPATIONAL SAFETY AND HEALTH ADMINISTRATION (OSHA). *Occupational noise exposure: Hearing conservation amendment*. 46 Federal Regulation 4078-179, 1981.

OLIVA, F. C. *Limites de tolerância para exposição ao ruído e o risco de mudança significativa de limiar auditivo*. 2008. Dissertação (Mestrado em Distúrbios da Comunicação) − Universidade Tuiuti do Paraná, Curitiba.

PARLAMENTO EUROPEU E CONSELHO DA UNIÃO EUROPEIA. Diretiva 2003/10/CE, de 6.2.2003. Relativa às prescrições mínimas de segurança e de saúde em matéria de exposição dos trabalhadores aos riscos devidos aos agentes físicos (ruído). Décima sétima diretiva especial na acepção do n. 1 do art. 16 da Diretiva 89/391/CEE. Bruxelas, 2003.

PAULL, J. M. "The origin and basis of threshold limit values". *American Journal of Industrial Medicine*, v. 5, p. 227-38, 1984.

PELMEAR, P. "Noise and vibration". In: MCDONALD, C. *Epidemiology of work related diseases*. Nova York: BMJ Publish Group, 1991.

RABINOWITZ, P. M. et al. "Do ambient noise exposure levels predict hearing loss in a modern industrial cohort?" *Occupational and Environmental Medicine*, v. 64, p. 53-9, 2007.

SALIBA, T. M. *Manual prático de avaliação e controle de ruído – PPRA*. São Paulo: LTr, 2000.

SILVA, L. F. "Ruído, ultrassom e infrassom". In: RENÉ, M. *Patologia do trabalho*. São Paulo: Atheneu, 2003, p. 517-50.

SUTER, A. H. "Standards and regulations". In: BERGER, E. H. *et al. The Noise Manual*, 5. ed. p. 639-68, 2003.

_____. "Position paper on regulation of occupational noise exposure". In: *International Safety Equipment Association*. 8 dez. 2006.

U. S. ARMY Medical Services: *Hearing Conservation*. DA PAM 40- -501, as amended by cover memo from Col. Frederick J. Erdmann, SGPS-PSP (40-5), 24 jun. 1994.

U. S. AIR FORCE. *Hazardous Noise Program*. Washington: U.S. Air Force, AFOSH Standard, 1993, p. 48-19.

VASCONCELOS, F. S. *Causa e norma na medicina do trabalho: o caso do benzenismo*. 1994. Dissertação (Mestrado em Saúde Comunitária) – Universidade Federal da Bahia.

| AS AUTORAS |

Adriana Bender Moreira de Lacerda
Fonoaudióloga, com mestrado em Distúrbios da Comunicação pela Universidade Tuiuti do Paraná (UTP-PR) e doutorado em Audiologia pela Universidade de Montreal. É professora dos cursos de graduação em Fonoaudiologia, especialização em Audiologia e do Programa de Mestrado e Doutorado em Distúrbios da Comunicação (UTP-PR), no qual também integra o Núcleo de Estudos "Saúde auditiva: Enfoque preventivo".

Ane Gleisi Vivan
Fonoaudióloga graduada pela Universidade do Vale do Itajaí (Univali-SC) e mestre em Distúrbios da Comunicação pela Universidade Tuiuti do Paraná (UTP-PR). Atua como fonoaudióloga nas áreas de terapia fonoaudiológica, audiologia ocupacional, audiologia clínica, seleção e adaptação de AASI, perícia e assistência técnica em ações judiciais.

Angela Maria Fontana Zocoli

Fonoaudióloga graduada pela Universidade do Vale do Itajaí (Univali-SC), especialista em Audiologia Clínica pela Universidade Tuiuti do Paraná (UTP-PR) e mestre em Distúrbios da Comunicação pela mesma universidade. Atua na área de saúde auditiva do trabalhador (ruído ocupacional), como audiologista em clínica privada.

Ângela Ribas

Fonoaudióloga, graduada pela Universidade Tuiuti do Paraná (UTP-PR), especialista em Audiologia pelo Conselho Federal de Fonoaudiologia, mestre em Distúrbios da Comunicação pela mesma universidade e doutora em Meio Ambiente e Desenvolvimento Urbano pela Universidade Federal do Paraná (UFPR-PR). Atuou como conselheira efetiva nos Conselhos Regional e Federal de Fonoaudiologia, é atual presidente do Conselho Regional de Fonoaudiologia da 3ª Região. Docente adjunta, diretora da Clínica de Fonoaudiologia e coordenadora do curso de especialização em Audiologia Clínica da UTP. Realiza perícias audiológicas para o Tribunal Regional do Trabalho da 9ª Região.

Bianca Simone Zeigelboim

Fonoaudióloga, graduada pela Universidade Tuiuti do Paraná (UTP-PR), especialista em Audiologia Clínica pelo Conselho Federal de Fonoaudiologia, mestre, doutora e pós-doutora em Distúrbios da Comunicação Humana pelo Departamento de Fonoaudiologia da Universidade Federal de São Paulo (Unifesp-EPM). Na UTP-PR atua como professora adjunta do curso de Fonoaudiologia; é responsável pelo Setor de Otoneurologia e pelo Núcleo de Pesquisa "Avaliação Otoneurológica no Diagnóstico Diferencial das Vestibulopatias" da mesma universidade; e também coordena o Núcleo de Pesquisas Fonoaudiológicas em Audição (CNPq) e o Programa de Pós-Graduação em Distúrbios da Comunicação.

Claúdia Giglio de Oliveira Gonçalves

Fonoaudióloga, graduada pela Pontifícia Universidade Católica de São Paulo (PUC-SP), mestre em Educação – Distúrbios da Comunicação pela mesma universidade e doutora em Saúde Coletiva pela Universidade Estadual de Campinas (Unicamp). Tem experiência na área de saúde do trabalhador, com ênfase em audiologia, efeitos do ruído e acidentes de trabalho. É especialista em Ergonomia e Audiologia. Docente do Programa de Pós-Graduação em Distúrbios da Comunicação da Universidade Tuiuti do Paraná (UTP-PR).

Evelyn Albizu

Engenheira civil e engenheira de segurança do trabalho, graduada pela Universidade Federal do Paraná (UFPR), especialista em Educação, Meio Ambiente e Desenvolvimento e mestre em Construção Civil – linha de pesquisa: Conforto no Ambiente Construído – pela mesma universidade. Pesquisadora da Fundação Jorge Duprat Figueiredo de Segurança e Medicina do Trabalho – Fundacentro.

Fernanda Zucki

Fonoaudióloga, graduada pela Universidade do Vale do Itajaí (Univali-SC), mestre em Distúrbios da Comunicação pela Universidade Tuiuti do Paraná (UTP-PR). Fonoaudióloga da Prefeitura Municipal de Indaial/SC, é coorganizadora do livro *Caminhos para a saúde auditiva – Ambiental e ocupacional* (2005, Plexus Editora).

Flávia Cardoso Oliva

Fonoaudióloga, graduada pelo Instituto Metodista de Educação e Cultura (IPA), especialista em Saúde do Trabalhador pela Universidade Federal do Rio Grande do Sul (UFRGS) e mestre em Distúrbio da Comunicação pela Universidade Tuiuti do Paraná (UTP-PR). Atua nas áreas de audiologia clínica, ocupacional e perícias.

Geyza Aparecida Gonçalves
Acadêmica do curso de graduação de Enfermagem na Universidade Tuiuti do Paraná (UTP-PR). Bolsista de Iniciação Científica.

Lilian Cassia Bornia Jacob Corteletti
Fonoaudióloga, doutora em Distúrbios da Comunicação Humana pela Universidade de São Paulo (FOB-Bauru). Docente do Programa de Pós-Graduação em Distúrbios da Comunicação e do curso de Fonoaudiologia da Universidade Tuiuti do Paraná (UTP-PR). Especialista em audiologia com atuação nas áreas de diagnóstico audiológico em crianças e adultos e triagem auditiva neonatal.

Lorayne Mychelle de Oliveira Santos
Fonoaudióloga, graduada pela Universidade Tuiuti do Paraná (UTP-PR), especialista em Audiologia Clínica e mestre em Distúrbios da Comunicação pela mesma universidade. É sócia e gerente da Clínica Fonolife Ltda.

Luciana Bramatti
Fonoaudióloga, graduada pelo Instituto Metodista de Educação e Cultura (IPA-IMEC), especialista em Audiologia pelo Conselho Federal de Fonoaudiologia, mestre em Distúrbios da Comunicação pela Universidade Tuiuti do Paraná (UTP-PR), com MBA em Marketing pela Fundação Getúlio Vargas. Atua como consultora de empresas em implantação de Programas de Conservação Auditiva e coordena os cursos de especialização do CEFAC na cidade de Chapecó-SC.

Luciara Giacobe Steinmetz
Fonoaudióloga graduada pela Universidade Federal de Santa Maria (UFSM-RS) e mestre em Distúrbios da Comunicação pela Universidade Tuiuti do Paraná (UTP-PR). É docente do curso de Fonoaudiologia da Faculdade de Medicina da Universidade de Passo

Fundo (UPF-RS) e consultora de empresas na área de implantação de Programas de Conservação Auditiva.

Maria Helena Mendes Isleb
Fonoaudióloga graduada pela Pontifícia Universidade Católica do Paraná (PUC-PR) e mestre em Distúrbios da Comunicação pela Universidade Tuiuti do Paraná (UTP-PR). É especialista em Voz e Audiologia pelo Conselho Federal de Fonoaudiologia, atuando nessas áreas.

Michele Cristina Paini
Fonoaudióloga, graduada pela Universidade Tuiuti do Paraná (UTP-PR), especialista em Audiologia Clínica e mestre em Distúrbios da Comunicação pela mesma universidade. É sócia e gerente da Clínica Fonolife Ltda.

Sandie Poulin
Fonoaudióloga e mestre pela Faculté de Médecine – École d'orthophonie et audiologie da Universidade de Montreal.

Thais Catalani Morata
Fonoaudióloga, graduada pela Pontifícia Universidade Católica de São Paulo (PUC-SP), mestre em Distúrbios da Comunicação pela mesma universidade, doutora em Distúrbios da Comunicação pela University of Cincinnati e pós-doutora em Saúde Ocupacional no National Institute for Occupational Safety and Health – NIOSH (EUA) e no National Institute for Working Life – NIWL (Suécia). Pesquisadora do NIOSH. É consultora da Organização Mundial da Saúde e editora de Audiologia e Saúde Ambiental do periódico *International Journal of Audiology*. Docente colaboradora do Programa de Pós-Graduação em Distúrbios da Comunicação da Universidade Tuiuti do Paraná (UTP-PR), é coorganizadora do livro *Caminhos para a saúde auditiva – Ambiental e ocupacional* (2005, Plexus Editora).

------- dobre aqui -------

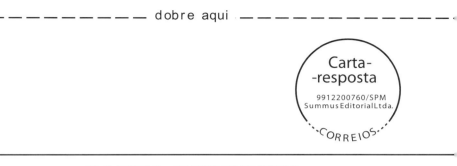

CARTA-RESPOSTA
NÃO É NECESSÁRIO SELAR

O SELO SERÁ PAGO POR

AVENIDA DUQUE DE CAXIAS
214-999 São Paulo/SP

------- dobre aqui -------

SAÚDE AUDITIVA

CADASTRO PARA MALA-DIRETA

Recorte ou reproduza esta ficha de cadastro, envie-a completamente preenchida por correio ou fax, e receba informações atualizadas sobre nossos livros.

Nome: _____ Empresa: _____
Endereço: ☐ Res. ☐ Com. _____ Bairro: _____
CEP: _____ - _____ Cidade: _____ Estado: _____ Tel.: ( ) _____
Fax: ( ) _____ E-mail: _____ Data: de nascimento: _____
Profissão: _____ Professor? ☐ Sim ☐ Não Disciplina: _____

1. Você compra livros por meio de:
☐ Livrarias ☐ Feiras
☐ Telefone ☐ Correios
☐ Internet ☐ Outros. Especificar: _____

2. Onde você comprou este livro? _____

3. Você busca informações para adquirir livros:
☐ Jornais ☐ Amigos
☐ Revistas ☐ Internet
☐ Professores ☐ Outros. Especificar: _____

4. Áreas de interesse:
☐ Fonoaudiologia ☐ Terapia ocupacional
☐ Educação ☐ Corpo, Movimento, Saúde
☐ Educação especial ☐ Psicoterapia
☐ Outros. Especificar: _____

5. Nestas áreas, alguma sugestão para novos títulos?
_____

6. Gostaria de receber o catálogo da editora? ☐ Sim ☐ Não

Indique um amigo que gostaria de receber a nossa mala-direta

Nome: _____ Empresa: _____
Endereço: ☐ Res. ☐ Com. _____ Bairro: _____
CEP: _____ - _____ Cidade: _____ Estado: _____ Tel.: ( ) _____
Fax: ( ) _____ E-mail: _____ Data de nascimento: _____
Profissão: _____ Professor? ☐ Sim ☐ Não Disciplina: _____

Plexus Editora
Rua Itapicuru, 613, 7º andar 05006-000 São Paulo - SP Brasil Tel.: (11) 3862-3530 Fax: (11) 3872-7476
Internet: http://www.plexuseditora.com.br e-mail: plexus@plexus.com.br

cole aqui